Bildwelten zu AIDS

Europäische Hochschulschriften

Publications Universitaires Européennes
European University Studies

Reihe XXII
Soziologie

Série XXII Series XXII
Sociologie
Sociology

Bd./Vol. 331

PETER LANG
Frankfurt am Main · Berlin · Bern · New York · Paris · Wien

Jürgen Beule

Bildwelten zu AIDS

Die Immunschwäche im Spiegel der Printmedien

PETER LANG
Europäischer Verlag der Wissenschaften

Die Deutsche Bibliothek - CIP-Einheitsaufnahme

Beule, Jürgen:

Bildwelten zu AIDS : die Immunschwäche im Spiegel der Printmedien / Jürgen Beule. - Frankfurt am Main ; Berlin ; Bern ; New York ; Paris ; Wien : Lang, 1999
(Europäische Hochschulschriften : Reihe 22, Soziologie ; Bd. 331)
Zugl.: Frankfurt (Main), Univ., Diss., 1998
ISBN 3-631-33824-4

D 30
ISSN 0721-3379
ISBN 3-631-33824-4

Für Frederick und Leon

und für meine Eltern

Vorwort des Autors

Wir befinden uns im Jahre 17 nach Aids. Tatsächlich hat für viele eine neue Zeitrechnung begonnen. Für die Hinterbliebenen der Opfer, die an den Folgen von Aids verstorben sind, ebenso wie für die, bei denen das Virus im Körper noch ruht und sie deshalb vom Leiden derer trennt, die mit den lebensbedrohenden Folgen der Infektion akut zu kämpfen haben. Aber auch für den großen Teil der Bevölkerung, der Aids nur vom Hörensagen kennt, ist nicht alles beim alten geblieben. Die Furcht vor der Ansteckung und den Folgen des Human Immunodeficiency Virus (HIV) haben sich tief ins Bewußtsein der Menschen eingegraben. Bezeichnungen wie "Schwulenpest" und "Lustseuche" sprechen da eine deutliche Sprache. Es sind die alten Ängste vor den Seuchen, die seit Menschengedenken Landstriche entvölkert haben, und nun wieder hervorbrechen.

Folgerichtig wandte sich das Interesse der Epidemiologen und der Öffentlichkeit den Fragen über den Ursprung der neuen und unheimlichen Bedrohung zu. Woher kam dieses Virus, welche Umstände führen zur Infektion und wie kommt es zu dem für den Menschen tödlich endenen Symptomkomplex, der Aids genannt wurde? In kurzer Folge wurde eine Vielzahl von Theorien und Ansätzen publiziert, die, mehr oder weniger schlüssig, das Aufkommen des Virus und seiner gesundheitlichen Folgen erklären sollten.

Der Blick in die rekonstruierte Vergangenheit der Seuche ist aber nur ein Teil der gesellschaftlichen Betrachtungen. Zeitgleich entstanden Prognoseszenarien, die konträre Zukunftsentwicklungen von HIV/Aids nahelegten.

Daß angesichts der empfundenen Bedrohung kein Rückfall in die Barbarei stattfand, ist aus heutiger Sicht mehr als erstaunlich. Denn in der ersten Dekade der Seuche verging kaum ein Jahr, in dem die drohende Katastrophe nicht vorgerechnet wurde. Mehrfach wurde ein nicht unerheblicher Teil der Bevölkerung bis zur Jahrtausendwende totgesagt oder sollte mit dem Virus infiziert sein. Die Reaktionen waren oft entsprechend: Diskriminierung, soziale Ausgrenzung, Internierung und der bayerische Maßnahmenkatalog - um nur einige Stichwörter zu nennen - sind die Folgen der Angst und der Ungewißheit gewesen, die auch heute noch nicht verschwunden sind.

Bei genauer Betrachtung zeigt sich aber auch, daß Aids, zumindest in der massenmedialen Berichterstattung, schon immer besiegt war. Der prognostizierte Durchbruch in der Medikamentenforschung ist genauso alt, wie die apokalyptischen Schlagzeilen der schreibenden Presse. Euphorisch gezeichnete Bilder über Langzeitüberlebende und über Menschen mit einer natürlichen Immunität oder die statistische Relativierung von HIV/Aids durch andere Risiken bilden einen Gegenpol zu der vermeintlich endzeitlichen Bedrohung.

Die vorliegende Arbeit analysiert den Widerstreit der Betrachtungen über HIV und Aids anhand der Berichterstattung in der schreibenden Presse. Die Printmedien dienen als Erhebungsgrundlage, sich kollektiven Vorstellungen über die Krankheit zu nähern, die als "Bildwelten zu Aids" definiert und spezifiziert werden. Der soziologischen Erarbeitung verschiedener Ansätze gesellschaftlicher Deutungs- und Wahrnehmungskonzepte auf der Ebene von Bildern folgt die Entwicklung des Konzeptes der Bildwelten anhand der empirischen Darlegung und Analyse umfangreichen Materials aus deutschsprachigen Printmedien. Im Anschluß daran wird der Einfluß der verschiedenen Bildwelten zu Aids auf den gesellschaftlichen Umgang mit der Krankheit analysiert. Fragen der Prävention finden dabei besondere Berücksichtigung.

Frankfurt im September 1998

Inhalt

Verzeichnis der Tabellen und Graphiken

Einleitung

1 Der Anfang einer neuen Krankheit

Als zu Beginn der achtziger Jahre[1] die ersten Fälle von Aids auftraten, ließ sich der vage wissenschaftliche Erkenntnisstand noch in drei kurzen Sätzen zusammenfassen: Die neue Krankheit befällt vornehmlich schwule Männer. Sie führt meistens zum Tod. Die Zahl der Opfer verdoppelt sich in immer kürzeren zeitlichen Abständen.[2] Die Mediziner standen vor einem Rätsel, denn sie mußten hilflos mit ansehen, wie die ihnen zur Verfügung stehenden Behandlungsmethoden wirkungslos blieben und die Patienten qualvoll an der unheimlichen Krankheit starben. Ungeachtet dieses, vom epidemiologischen Standpunkt aus betrachtet, dürftigen Wissens entwickelten und verbreiteten sich in fast unüberschaubarer Vielfalt Vorstellungen und Interpretationen über die neuartige Bedrohung. Es entstand in den ersten Jahren eine wahre Flut von Veröffentlichungen über die Krankheit, vor der sich immer mehr Menschen fürchteten.

Begünstigt wurde dieser Prozeß durch den Mangel an aussagekräftigen und verläßlichen epidemiologischen und medizinischen Erkenntnissen. Das Defizit gesicherter Sachinformationen über die Immunschwäche Aids hatte seinen Ursprung in einer Reihe inhärenter Besonderheiten. Dazu zählte der Umstand, daß es in den Jahren nach den ersten Todesfällen noch immer keine überzeugenden Hinweise auf die Ursache der Krankheit gab. Man nahm zwar an, daß GRID[3], wie man Aids damals nannte, durch einen Erreger verursacht wurde, wußte aber nicht, wie weit dieser schon verbreitet war und in welchen konkreten Situationen er übertragen werden konnte. Denn das HI-Virus wurde erst 1983 durch Luc Montagnier am Pasteur-

---

[1] Im wöchentlichen Bericht "Morbidity and Mortality Weekly Report" (MMWR) der amerikanischen Gesundheitsbehörde, den "Centers for Desease Control" in Atlanta, erschien am 5. Juni 1981 ein Artikel, in dem fünf Fälle einer äußerst seltenen Lungenerkrankung (PCP) beschrieben wurden. Diese Fälle haben maßgeblich zur Entdeckung der Krankheit Aids geführt.

[2] Im Anhang befinden sich einige Statistiken über die Ausbreitung von HIV/Aids in Deutschland und Europa.

[3] GRID = Gay-Related-Immunodeficiency.

Institut in Paris entdeckt.[4] Ein Test, durch den man das Virus routinemäßig feststellen konnte, folgte erst 1985, also vier Jahre nach der Beschreibung der ersten Krankheitsfälle.[5] Ein zweiter Aspekt, der sich für die Gewinnung epidemiologischer Informationen als hinderlich erweisen sollte, war die Tatsache, daß ein Großteil der auftretenden Krankheitsfälle in einem sozialen Umfeld stattfand, das sich aufgrund subkultureller Eigenschaften dem Zugang der Forscher erst einmal entzog. Schwule Sexualität und die Sozialstruktur der homosexuellen Beziehungsnetze erschlossen sich den Epidemiologen nicht auf Anhieb. Auch die Lebenswelt der intravenösen Drogenbenutzer im Umfeld von Prostitution und Kriminalität ließ sich aufgrund der illegalen Begleitumstände gerade in der Anfangsphase der HIV-Forschung nur unzureichend durchleuchten. Ein dritter wichtiger Grund für den Mangel an Informationen über die Ausbreitung von Aids lag und liegt auch heute noch in der relevantesten Ansteckungssituation begründet: der Verbreitung durch sexuelle Übertragung. Die Momente, in denen das Virus auf diesem Wege übertragen wird, gehören zu den Augenblicken, die in unserer Kultur der Privatheit zugeordnet sind. Das Recht auf (sexuelle) Selbstbestimmung und die Unverletzlichkeit der Privatsphäre haben der Erforschung infektionsrelevanter Situationen enge Grenzen gesetzt.

1.1 Gesellschaftliche Interessenkonstellationen um HIV/Aids

Der Mangel an fundiertem Wissen und Informationen über Aids erlaubte ein äußerst dynamisches Zusammenspiel von Informationsangebot und -nachfrage. Die wichtigsten Informationsanbieter waren religiöse, politische, wissenschaftliche und wirtschaftliche Gruppierungen, die ihre Interessenlagen durch Aids berührt sahen und die Krankheit für ihre eigenen Zwecke instrumentalisieren konnten. Im folgenden werden einige Strömungen beispielhaft skizziert, die in

---

4 Zum Streit um die Entdeckung des Virus zwischen Luc Montagnier und seinem US-amerikanischen Kollegen Robert Gallo siehe die Ausführungen bei Koch (1989, S. 64ff./93ff.).

5 Die beiden am häufigsten verwendeten Tests sind der ELISA und der Western-Blood-Test. Der ELISA-Test wird als Suchtest für HIV-Antikörper vorausgeschickt. Da manchmal auch andere Antikörper mitreagieren, werden alle positiven Testergebnisse noch einmal überprüft. Zur Bestätigung oder Korrektur positiver ELISA-Ergebnisse verwendet man den Western-Blood-Test.

Deutschland inflationäre Auswirkungen auf den Aids-Informationsmarkt hatten.

Für die Vertreter religiöser Weltanschauungen stellte Aids die Richtigkeit theologischer Gebote unter Beweis. Da einige Verhaltensempfehlungen der epidemiologisch begründeten Präventionskonzepte staatlicher Instanzen mit den Moralgeboten der hiesigen Amtskirchen übereinstimmten, sah man in diesem Lager die Richtigkeit sexueller Enthaltsamkeit, einer monogamen Lebensweise und reproduktionsgebundener Sexualität bestätigt. Die Wirksamkeit religiöser Dogmen zur Seuchenbekämpfung sollte sich als gering erweisen, was deren Verfechter darin bestätigte, die stetige Ausbreitung von Aids auch später noch als die Konsequenz religiöser Abgewandtheit rückzudeuten. Zwar sind "mit der Angst vor der Hölle oder vor dem Zorn Gottes über die Sünden und dem Sexus nur noch wenige Menschen zu beeindrucken - aber die es trifft, leiden doppelt"[6], so die treffende Einschätzung des inzwischen verstorbenen "Aids-Pfarrers" Siegfried Dunde über den Einfluß der Kirche.

Wirtschaftliche Interessen entstanden vor dem Hintergrund eines sich um die Krankheit herausbildenden Wachstumsmarktes. Mit Patenten und Lizenzen für Testverfahren, dem Verkauf von Zellkulturen und Arzneimitteln wurden in kurzer Zeit Millionenumsätze erzielt. Es ist auch anzunehmen, daß vereinzelt der Erhalt staatlicher Forschungsgelder bei der Bewertung und Ausdeutung der Aids-Gefahr durch pharmakologische Unternehmen und Wissenschaftseinrichtungen eine Rolle spielte. Für die Scientific community der Virologen, Gentechniker und Epidemiologen bot die Beschäftigung mit der sich ausbreitenden Krankheit neben finanziellen und materiellen Anreizen vor allem gesellschaftliche Anerkennung und wissenschaftliche Reputation. Reimer Hinrichs sprach in diesem Zusammenhang von einem HIV-Bonus, der durch den wissenschaftspublizistischen Wert von Untersuchungen über HIV-Positive hervorgerufen wurde.[7] In einigen Fällen läßt sich in diesem Bereich die Produktion von (Forschungs-)Nachfrage eindrucksvoll darstellen. In diesem Zusammenhang soll aber auch nicht verschwiegen werden, daß durch die wissenschaftlichen Anstrengungen in einer bis dato beispiellos kurzen Zeit und in einer selten erreichten Ausführlichkeit die Erforschung des Krankheitserregers gelang. Die so entstandene Flut wissenschaftlicher Veröffentlichungen erreichte allerdings schnell ein

---

6 Dunde (1989, S. 7).

7 Hinrichs (1988).

Maß, das schon nach kürzester Zeit das Aufnahmevermögen der meisten Forscher um ein Vielfaches überstieg.

Das Fehlen einheitlicher Strategien gegen Aids verleitete die Vertreter unterschiedlichster politischer Fraktionen häufig zu einem Ränkespiel, in dem letztlich ordnungspolitische Ambitionen und die Reformulierung moralinsauerer Werte über rational begründete Präventionsziele zu dominieren drohten. Die Krankheit der Schwulen, Fixer und Prostituierten wurde in Deutschland für politische Zwecke in einem Ausmaß instrumentalisiert, daß die Frankfurter Psychoanalytikerin Sophinette Becker bereits Mitte der achtziger Jahre polemisch von der "Krankheit zur Wende" sprach.[8] Die Auflösung des Bundesgesundheitsamtes in Berlin infolge des Blut-Aids-Skandals durch den amtierenden Gesundheitsminister Horst Seehofer (CSU) gehört sicherlich zu den jüngsten Highlights populistischer Aids-Politik. Daß hier das Leid und Sterben der infizierten Bluter gesühnt werden sollte, bedeutete freilich nicht, daß die Entschädigungszahlungen der Pharmaindustrie und beteiligter staatlicher Organisationen ohne den massiven Druck der Hämophilenverbände geflossen wären.

Einen besonderen Einfluß entwickelte auch die Schwule Bewegung, zumindest in den Vereinigten Staaten, bereits zu Beginn der achtziger Jahre. Ihre dortige gesellschaftliche und politische Etablierung wurde zeitverzögert und in geringerem Umfang auch in Deutschland erreicht. Das ermöglichte, hier eine weitgehend in Eigenregie gestaltete, staatlich finanzierte Präventionsarbeit zu leisten, deren Unterpfand in einer Verhinderung des Ausbrechens des Virus aus den Reihen der Hauptbetroffenengruppen in die Allgemeinbevölkerung bestand. Das geschah allerdings um den Preis, daß auch Gruppen mit einem minimalen Ansteckungsrisiko wie alte Menschen oder Kinder durch den programmatischen Slogan "Aids geht uns alle an" in die gesellschaftliche Diskussion miteinbezogen wurden, was zu massiven Verunsicherungen führte.

Die Nachfrage der Öffentlichkeit nach aufklärenden und erhellenden Berichten mit entsprechenden Fakten wurde ebenfalls durch verschiedenste Motive und Bedürfnisse bestimmt. Zunächst verlangte die entstandene Angst vor einem Übergreifen des Erregers mit Seuchencharakter, auf die von der Ausbreitung bisher "verschont" gebliebene "Allgemeinbevölkerung" nach strategischen und alltagstauglichen Hinweisen, die einen Schutz vor einer möglichen Anstek-

8 Becker (1985, S. 59f.).

kung boten. Einen deutlichen Eindruck von der empfundenen Angst, die in der Bevölkerung vor Aids herrscht(e), geben die seit 1987 jährlich im Auftrag der Bundeszentrale für gesundheitliche Aufklärung (BZgA) durchgeführten Repräsentativ-Befragungen wieder.[9] So hielten in den Jahren 1987 - 1996 im Durchschnitt fast 57% der Befragten die Immunschwächekrankheit Aids für die zur Zeit gefährlichste Krankheit in der Bundesrepublik (vgl. Grafik 1).[10] Damit rangierte Aids sogar kurzzeitig noch vor Krebs. Bedeutend ist, daß an Aids insgesamt nur ein Bruchteil der Menschen starb, die durch Krebs oder den Herz-Kreislauf-Erkrankungen zu Tode gekommen sind.

Graphik 1: Gefährlichste Krankheit in der Bundesrepublik

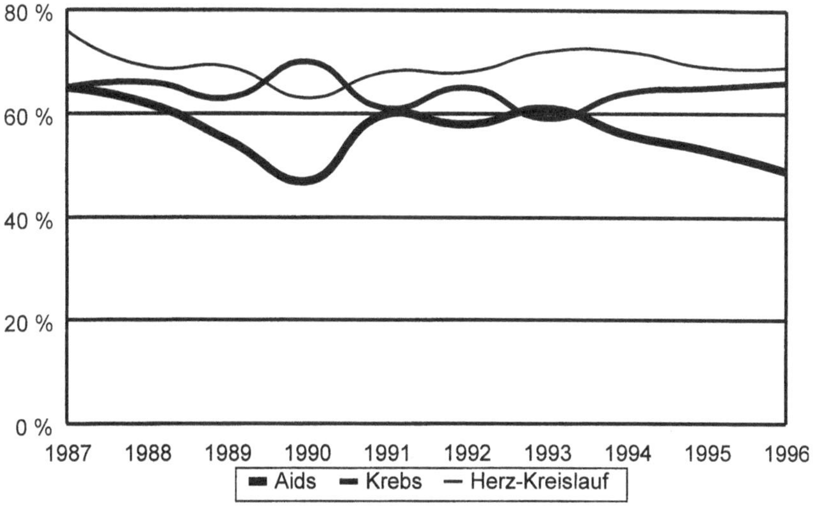

Quelle: Forsa (1987-1996).

9 Vgl.: Forsa (1988-1996). Die Repräsentativerhebungen sind integraler Bestandteil der Evaluation der Aids-Präventionskampagnen. Die Daten der Befragung aus dem Jahr 1997 waren für diese Arbeit noch nicht verfügbar. Eine vergleichende Zusammenfassung repräsentativer Umfrageergebnisse für den Zeitraum 1987 - 1992 findet sich in: Arbeitsgruppe Soziale Infrastruktur (1994).

10 Die Frage lautete: "Was sind Ihrer Meinung nach in der Bundesrepublik zur Zeit die gefährlichsten Krankheiten?" (Mehrfachnennungen waren möglich).

Entsprechend hoch war der Informationsbedarf, wie ein wirksamer Schutz vor dem Risiko[11] Aids bewerkstelligt werden kann. Doch nicht allein die Furcht vor dem Virus heizte den Informationsmarkt um Aids an. Ebenso bestimmten Neugier, Sensationslust, Katastrophenstimmung und Voyeurismus die Diskussion über die Krankheit. Die Tragödien der infizierten Bluter, Kinder, Drogenabhängigen, Schwulen und der promisk lebenden Menschen gehörten schnell zum Alltag der Berichterstattung über Aids.

1.2 Die Rolle der Medien bei HIV/Aids

Den Medien fiel als Informationsträger eine Schlüsselrolle in der bisher kurzen Geschichte von Aids zu.[12] Weltweit wurde über jede neue Entdeckung in der Forschung, jedes Gerücht und die Ängste der Öffentlichkeit berichtet. Durch die Medien konnten die Menschen erfahren, was sie fürchteten und hofften, was sie glaubten und zu glauben bereit waren. Aids verbreitete sich in den Köpfen schneller, als das Virus dies unter den Menschen zu tun vermochte. Es entstand eine Realität über die Immunschwäche, die bei genauer Betrachtungsweise wohl mehr über die Gesellschaft und die Menschen, die in ihr leben, Auskunft gab als über die Krankheit selbst. Besonders die schreibende Presse versorgte die Gesellschaft mit einer unüberschaubaren Menge an Berichten, Dokumentationen, Schlagzeilen und Spekulationen über die Krankheit. Die Zeitschriften und Illustrierten avancierten nach der TV-Berichterstattung zur zweitwichtigsten Quelle, die von der Bevölkerung für die Informationsbeschaf-

---

11 Alois Hahn, Willy H. Eirmbter und Rüdiger Jacob sind der Frage nachgegangen, ob Aids als Gefahr oder als Risiko wahrgenommen wird. Die Einschätzung scheint davon abhängig zu sein, wie man seine eigenen Chancen einschätzt, sich erfolgreich vor einer Infektion zu schützen. Aids wird in dem Moment als Gefahr definiert, wenn ein "Sich-schützen" als eine außerhalb der eigenen Handlungskompetenz liegende Option empfunden wird. Eine Wertung von Aids als Risiko ist dann gegeben, wenn die entstehenden Folgen zweifelsfrei der eigenen Handlung zugerechnet werden können. In der vorliegenden Arbeit wird diese Unterscheidung nicht berücksichtigt. Vgl.: Hahn, Eirmbter und Jacob (1992, S. 401).

12 Dabei ist der verbreitete Vorwurf verschiedener Autoren, Aids sei von der Presse "geschaffen" worden, erst einmal zweitrangig. Vgl. hierzu Köneke (1990). Auch Susan Sontag (1989) moniert, daß die Medien an der "Diktatur der Bedeutung" ihren Anteil hatten.

fung genutzt werden. Das belegen die Befragungen der BZgA aus den Jahren 1987-1996.[13] Auf die Frage "Wie haben Sie sich in den letzten Wochen hauptsächlich über Aids informiert", antworteten 80% (1987) bzw. 51% (1996) der Befragten, diese Printmedien genutzt zu haben. Die Aids-Informationen in den Zeitungen und Illustrierten haben damit einen höheren Verbreitungsgrad erfahren als die Aufklärungsbroschüren der staatlicher Organisationen. Die Tabelle zeigt die Nutzung der verschiedenen Informationsquellen.

Tabelle 1: Genutzte Informationsquellen über Aids

	BZgA 1987	BZgA 1989	BZgA 1990	BZgA 1991	BZgA 1992	BZgA 1993	BZgA 1994	BZgA 1995	BZgA 1996
Aids-Fernsehspots	*	79	83	78	77	75	72	66	60
Zeitungsberichte/ Illustrierte	80	64	59	68	63	67	52	53	51
Fernsehsendungen über Aids	86	60	59	60	55	61	54	47	50
Radiosendungen über Aids	37	24	29	28	23	28	20	17	18
Zeitungsanzeigen über Aids	33	41	42	40	35	41	30	30	28
Broschüren staatl. Organisationen	13	31	26	23	21	18	20	18	14
Arzt	4	11	18	15	14	14	14	12	11
Broschüren anderer Organisationen	4	14	13	10	9	8	9	9	7
Bücher	3	8	9	8	8	7	6	7	6
Gesundheitsamt	2	4	8	5	5	5	5	4	4
Beratung anderer Organisationen	1	1	2	2	2	1	1	1	1
Gespräche mit Bekannten	27	34	37	39	31	31	24	22	19
Gespräche mit Familienmitgliedern	25	31	34	37	28	28	23	20	18
Überhaupt nicht informiert	x	6	7	4	6	5	1	14	18
k.A.	*	x	1	1	1	x	x	x	x
x Fallzahl zu klein; * Kategorie wurde nicht erhoben.									

Quelle: Forsa (1987, 1989-1996).

[13] Forsa (1988, 1989-1996).

Die medienvermittelten Informationen und Wissensbestände haben damit in besonderer Weise dazu beigetragen, daß sich kollektive Vorstellungen über Aids differenzieren konnten, denen über weite Strekken keine direkten Alltagserfahrungen großer Teile der Bevölkerung zur Überprüfung gegenüberstanden. Denn durchschnittlich über 90% der Bevölkerung, auch das belegen die Ergebnisse der BZgA-Umfragen, hatten bisher keinen persönlichen Kontakt zu HIV-positiven oder an Aids erkrankten Menschen.[14] Siehe dazu Graphik 2.

Graphik 2: Persönlicher Kontakt zu HIV-Infizierten oder Aids-Kranken

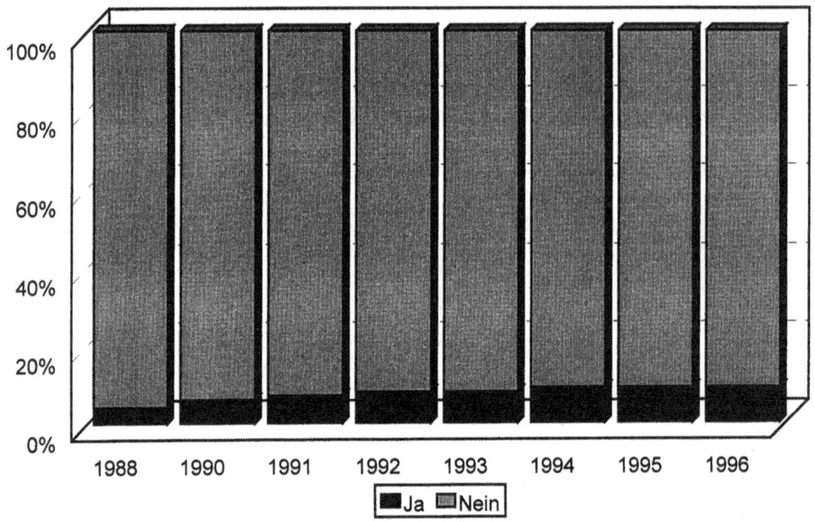

Quelle: Forsa (1988, 1990-1996).

[14] Die Frage lautete: "Kennen Sie jemanden persönlich, von dem Sie wissen, daß er oder sie sich mit dem HI-Virus angesteckt hat oder daß er Aids-krank ist?" Die Frage wurde 1988 in anderer Form gestellt: "Wenn Sie einmal an Ihren weiteren Bekannten- und Verwandtenkreis denken: Kennen Sie persönlich jemanden, dem die Ärzte gesagt haben, daß er sich mit dem Aids-Erreger angesteckt hat - daß er HIV-positiv ist?" Im Jahr 1989 wurde die Frage nicht erhoben.

Mit einem gewissen Recht läßt sich nun behaupten, daß die Vorstellungen, die wir von Aids haben, durch vielfältige Interessen- und Bedürfniskonfigurationen, die bei der Beschreibung und Interpretation der Immunschwäche beteiligt waren, geprägt wurden. Die unterschiedlichsten sozialen Akteure haben sich an der Debatte über HIV/Aids beteiligt und ihren politischen und wissenschaftlichen Einfluß geltend gemacht. Sie haben dazu beigetragen, das Gefährdungspotential der Krankheit zu definieren und Strategien zu ihrer möglichen Eindämmung zu bestimmen.

Doch es stellt sich die Frage, welche kollektiven Bilder durch die Medien quer zu den Interessenlagen über HIV/Aids transportiert wurden. Welche Assoziationen und Beschreibungen haben sich in der bundesdeutschen Gesellschaft insgesamt herausgebildet? Wie sehen die kollektiven Vorstellungen aus, die durch vielfältige Perspektiven entwickelt der Krankheit ein "Gesicht" gegeben haben, auf das im Alltag reagiert wird?

1.3 Ziel der Untersuchung

In dieser Arbeit werden die Vorstellungen und Deutungsmuster über die Immunschwächekrankheit Aids in der schreibenden Presse dargestellt und untersucht; von ihnen ist anzunehmen, daß sie die kollektiven Vorstellungen maßgeblich beeinflußt haben. Daraus ergibt sich die Notwendigkeit, in umfänglicher Weise Zeitungsmaterial zu sichten und entsprechend auszuwerten. Damit unterscheidet sich diese Analyse von den Arbeiten, die gesellschaftliche Einstellungen und Wissensbestände zu Aids durch repräsentative Umfragen ermitteln.[15] Der Vorteil des hier gewählten Zugangs zu den kollektiven Vorstellungen liegt darin, daß Aspekte der sozialen Erwünschtheit, die bei einer Reihe von standardisierten Fragen über Aids zu einer Verzerrung des Antwortverhaltens führen können, ausgeschlossen sind. Auch das Abfragen lexikalischen Wissens, also alltagsfremden Expertenwissens, das in Fragen der Prävention selten handlungsleitend ist, entfällt bei dieser Betrachtung. Insofern ist die Analyse der kollektiven Vorstellungen auf der Grundlage von Zeitungsmeldungen als eine ergänzende Perspektive zu verstehen, um das, was über Aids gedacht und gemeint wird, systematisch zusammenzuführen und transparent zu machen.

---

[15] Vgl.: Hahn, Eirmbter und Jacob (1996).

Die Untersuchung konzentriert sich lediglich auf solche Meldungen, die in eindeutiger Weise die Entstehung von HIV/Aids und die erwarteten Prognosen über die Krankheit thematisieren. Der Grund für dieses methodische Vorgehen liegt darin, daß sowohl die retrospektive Betrachtung der Umstände, die zu der ursächlichen Entstehung (und Verbreitung) des Erregers und seiner Krankheitsfolgen geführt haben, als auch die Prognosen über seine zukünftige Verbreitung in eindringlicher Weise die gesellschaftlichen Vorstellungen über Aids beeinflußt haben. Aus der Analyse der Meldungen über die Entstehung und die Prognosen lassen sich, das soll die vorliegende Arbeit u.a. zeigen, elementare Hinweise für die kollektive Verarbeitung des Themas Aids ableiten.

Die wissenschaftliche Bearbeitung der kollektiven Wahrnehmung und Interpretation bietet sich durch eine Analyse der schreibenden Presse geradezu an. Die Fülle der Berichte, Meldungen, Kommentare und Schlagzeilen setzte im deutschen Sprachraum zu einer Zeit ein, als das Thema von politischer und sozialwissenschaftlicher Seite noch weitgehend unbeachtet war. Die Printmedien begleiteten den gesellschaftlichen Meinungsbildungsprozeß von Anfang an und erlauben damit eine chronologische Betrachtungsweise über das, was in Deutschland über HIV/Aids gewußt, gedacht und spekuliert wurde. Entsprechend eröffnet eine Analyse der Printmedien in besonderer Weise die Möglichkeit, die kollektiven Vorstellungen über HIV/Aids zu untersuchen.

Die Relevanz der Erforschung dieser Vorstellungen über Aids liegt auf der Hand. Denn kollektive Vorstellungen über gesellschaftliche Zustände oder Bedrohungspotentiale bleiben für die (weiteren) Bewältigungskonzepte nicht ohne Folgen. Entsteht in der Gesellschaft beispielsweise die Vorstellung, Aids werde sich zu einer Gefahr besonderen Ausmaßes entwickeln, so ist es fast unabwendbar, daß sich der politische Druck auf Infizierte und ihre Interessenvertreter erhöht. Hierfür lassen sich zahlreiche Beispiele nennen: Infizierten Kindern wurde der Besuch von Kindergärten durch massive Proteste ängstlicher Eltern verwehrt, und Schwimmbäder wurden für vermeintlich drogenabhängige Virusträger gesperrt. Andere verloren den Arbeitsplatz, oder ihnen wurde die Wohnung gekündigt, als bekannt wurde, daß sie mit dem Erreger infiziert sind. Vereinzelt weigerten sich Ärzte, an HIV erkrankte Personen zu behandeln oder Bestattungsunternehmen lehnten ihre Dienste für an Aids verstorbene Menschen einfach ab. Aber auch extreme politische Tendenzen, wie etwa der bayerische Sonderweg[16] in der Aids-Prävention, lassen sich vor dem Hintergrund kollektiver Vorstellungen besser erklären. Verbreitet sich andererseits die Idee, Aids stelle keine besondere Gefahr mehr dar, so ist mit einem Nachlassen der Forschungsbemühungen und der Präventionsleistungen auf der individuellen und kollektiven Ebene zu rechnen. Die Folge könnte ein Ansteigen der Infektionszahlen sein.

Die paradoxen und extremen Reaktionsweisen, die die bisherige Geschichte von Aids begleitet haben, legen die Vermutung nahe, daß die Wahrnehmung und Ausdeutung von Aids durch spezifische Betrachtungs- und Deutungsweisen bestimmt wird. Diese können einer (präventions-)rationalen Sicht- und damit Umgangsweise entgegenstehen und zu einer weiteren Ausbreitung der Krankheit beitragen.[17] Es stellt sich die Frage, ob nicht besondere Muster der Deutung und Wahrnehmung die Interpretation von Aids strukturieren und beeinflussen. Um diesen Gedanken zu verfolgen ist es notwendig, sich sozialpsychologischen und soziologischen Ansätzen zuzuwenden, die sich mit der Analyse kollektiver und individueller Vorstellungen befassen. Die Anwendung von Konzepten der Gesellschafts- und Weltbilder soll darüber hinaus einen Beitrag leisten, ein soziologisches Modell zu stärken, das kollektive Bewußtseinsprozesse verstehen hilft.

Als soziologischer Terminus zur Beschreibung und Analyse der jetzt schon häufig genannten kollektiven Vorstellungen über Aids, werden in der vorliegenden Arbeit die "Bildwelten zu Aids" entwikkelt und angewendet werden. Die theoretische Herleitung des Begriffes der "Bildwelten" vollzieht sich in Anlehnung an Heinrich Popitz[18]

---

[16] Der im Mai 1987 veröffentliche Bayerische Maßnahmenkatalog fordert die Anwendung des Seuchengesetzes auf die Immunschwäche Aids. Dadurch ist es u.a. möglich, "uneinsichtige" Personen zu inhaftieren. Kritiker werfen dem Initiator des Erlasses, Peter Gauweiler (CSU) vor, HIV-Infizierte in den "Untergrund" zu drängen und damit zur Ausbreitung der Krankheit beizutragen.

[17] Der Begriff der Prävention hat in der Aids-Diskussion eine "dreistufige" Bedeutung erhalten. Während Prävention sonst allgemein mit (Krankheits-) Vorbeugung oder Verhütung zu übersetzen ist, wird bei der Aids-Prävention zwischen einer primären, sekundären und tertiären unterschieden. „Primär“ meint die Infektionsverhinderung, die sekundäre Prävention befaßt sich mit der Behandlung während der symptomlosen Latenzzeit. Tertiäre Prävention meint die Behandlung der Krankheitsfolgen.

[18] Zusammen mit: Hans Paul Bahrdt, August Ernst Jüres und Hanno Kesting (1957).

(nachfolgend Popitz u.a.). Durch umfangreiches Zeitungsmaterial aus den letzten siebzehn Jahren, das die empirische Basis dieser Arbeit bildet, läßt sich die Perspektive auf umfängliche kollektive Bilder über die Immunschwäche Aids eröffnen. In der Schlußdiskussion schließen sich dann Überlegungen an, die die präventionstheoretischen Konsequenzen der gesellschaftlichen Krankheitsinterpretation von Aids analysieren. Diese können auch für den gesellschaftlichen Umgang mit zukünftigen Infektionskrankheiten von Bedeutung sein.

Kapitel 1

1 Theoretische Überlegungen zum Bild-Begriff

Sich ein Bild machen - von der Welt, unseren Freuden, der Politik oder einer ungewissen Bedrohung. Alltagssprachlich geht ein solches Ansinnen leicht über die Lippen: Davon muß ich mir erst ein Bild machen! Jeder hat eine Vorstellung davon, was mit diesem Satz gemeint ist, zumal es sich hierbei um ein geradezu alltägliches Phänomen handelt. Intendiert ist in der Regel die Vergewisserung über Sachverhalte und die Orientierung in Situationen, deren Komplexität und Bedingtheiten sich nicht ohne weiteres erschließen lassen. Sich ein Bild von etwas machen heißt, Vorstellungen von möglichen Einflüssen zu entwickeln und die Konsequenzen sozialen Handelns abschätzen zu können. Eigene Erfahrungen, individuelle Fähigkeiten, Interessen und Bedürfnisse stecken im Zusammenspiel mit spezifischen, vermittelten Vorstellungen über die Gesellschaft den Orientierungs- und Interpretationsrahmen ab.

Daß bei der Beschreibung gesellschaftlicher Verhältnisse der Begriff des Bildes als Denk- und Vorstellungsfigur häufig Verwendung findet, läßt sich in einer ersten Näherung durch die starke semantische und symbolische Affinität, die er zum gemalten Bild oder zu einer Photographie besitzt, verdeutlichen. Eine hervorzuhebende Besonderheit von Bildern ist ihre Überzeitlichkeit. So können die Bilder einer Ausstellung etwa Eindrücke und Gegebenheiten, die sonst ihrer Natur nach eher flüchtig sind, konservieren und festhalten. Sie können Erinnerungen, die längst vergessen sind und dadurch ihre Wirklichkeitsmächtigkeit eingebüßt haben, wachrufen und zu einer neuen Wertigkeit verhelfen. Bilder über vergangene Kriege etwa besitzen eine mahnende Funktion, die noch nach vielen Jahren den Wert des Friedens unterstreichen können. Sie können auch, wie die umstrittene Wehrmachtsausstellung 1997 belegt, Konflikte einer unbewältigten Vergangenheit wieder aufleben lassen.

Durch Bilder lassen sich auch aktuelle Empfindungen verarbeiten, das heißt, sie können als Spiegel oder Projektionsfläche der komplexen Gegenwart einen verständlichen und begreifbaren Ausdruck verleihen. Fragmentierte, widersprüchliche und uneinheitliche Wahrnehmungen und Empfindungen können durch ihre Fokussierung auf ein Bild eine Orientierungs- und Ordnungsfunktion leisten. Ereignisse, die scheinbar nichts miteinander zu tun haben, können als Bild dargestellt Beziehungen und Zusammenhänge verdeutlichen und ihnen einen Sinn geben. Aktuelle Probleme der Umweltverschmutzung und der Vereinzelung in anonymen Großstädten können durch das Bild eines Kindes, das hilflos im städtischen Verkehr versucht, eine Straße zu überqueren, pointiert dargestellt werden. Bilder dieser Qualität sind zugleich auch Zeitzeugnisse.

Auch für die dritte Zeitdimension, die der Zukunft, haben Bilder einen Stellenwert. Die Tuscheskizze einer sozialen Utopie etwa, die in futuristischen Städten Wirklichkeit geworden sein soll, kann die Überwindung zivilisatorischer Probleme suggerieren, an denen die Gesellschaft momentan zu scheitern droht. Die zeichnerische Abbildung einer Stadt auf dem Mars kann der ängstigenden Ungewissheit, dem Unheimlichen oder dem Gewünschten in Form einer sozialen Vision einen Ausdruck verleihen. In realen Bildern, seien es nun Gemälde oder Photographien, kann der Betrachter verschiedenste Dimensionen der Zeit und widersprüchliche Emotionen und Fakten vereinen. Sie gerinnen in einem Bild zu einer Einheit, ohne daß die Einzelaspekte, aus denen es sich zusammensetzt, verloren gehen.

Dieser Vorteile bedient(e) sich auch die Soziologie, wenn sie den Begriff des Bildes zur Beschreibung und Analyse sozialer Tatbestände verwendet. Konzepte der Weltbilder und der Gesellschaftsbilder versuchen, kollektive und individuelle Realitäten zu erfassen und zu erklären. Daß der Bild-Begriff in der Soziologie heute jedoch nur noch selten zur Beschreibung und Analyse sozialer Tatbestände Verwendung findet, hat verschiedene Ursachen. Sein größtes Handikap hat er dadurch erfahren, daß das Erkenntnisinteresse der Soziologie zunehmend in einer detaillierten Auseinandersetzung mit mehr oder minder spezifischen Aspekten sozialer Prozesse liegt. Die Analyse mikrosoziologischer Zusammenhänge, die elementare Strukturen kleiner Kollektive oft unabhängig vom gesellschaftlichen Gesamtzusammenhang betrachtet, erfordert keinen Begriff, der auch der Komplexität sozialer Prozesse Rechnung trägt. Auch in der sozialwissenschaftlichen Aids-Forschung[19] wird das Gros der Arbeiten durch Untersuchungsperspektiven geprägt, die in besonderer Weise die Interaktionsmuster und Verhaltensweisen streng umrissener sozialer

[19] Eine Reihe von Projekten zum Thema Aids in den Sozialwissenschaften lassen sich in der Projektdatenbank des Aids-Zentrums Berlin finden. Vgl.: Herrmann, Heckmann und Hessling (1990).

Gruppen thematisieren. In den präventionsorientierten Ansätzen, die den Löwenanteil der Aids-Forschung ausmachen, fokussieren sich die Betrachtungen etwa auf die sexuellen Verhaltensweisen Jugendlicher, serielle Monogamie bei Heterosexuellen oder Schwulen, Kommunikationsmuster zwischen Freiern und Prostituierten oder Akzeptanzproblemen von Kondomen bei Erstkontakten. Dabei werden bei der Erforschung der Verhaltensweisen von diversen Zielgruppen oft nur in unzureichender Weise die Einflüsse kollektiver Grundströmungen (Angst, Katastrophenstimmung) berücksichtigt.

Ein weiterer Aspekt, der die Verwendung des Bild-Begriffes in der Soziologie einschränkt, sind die Veränderungen der Gesellschaft selbst. Die starke Fragmentierung kollektiver Werthaltungen und Einstellungsmuster der letzten Jahrzehnte gestaltet die Interpretation sozialer Zusammenhänge vor dem Hintergrund eines umfassenden Bildes (Begriffes) äußerst schwierig. Der Verlust ganzheitlicher Betrachtungsweisen, bedingt durch soziale Wandlungsprozesse, hat die Aussagekraft traditioneller Strukturmodelle gemindert. Die Analyse gesellschaftlicher Prozesse und Zustände unter Mithilfe fest definierter soziologischer Parameter wie Klassen und Schichten wurde in dem Maße schwieriger, wie wirtschaftliche Veränderungen und erhöhte soziale Mobilität das Forschungsobjekt Gesellschaft zunehmend unübersichtlich gestalteten. Die Wertorientierung und die Einstellungsmuster von Individuen ließen sich nicht mehr aus der Beschreibung ihrer "objektiven" Lebenslagen ableiten, wie M. Rainer Lepsius diesen Erosionsprozeß schon in den sechziger Jahren beschrieb.[20] Ebenso ist die Definitionsmacht unterschiedlicher Institutionen, die früher das Bild über die Welt und die Gesellschaft entscheidend prägten, erheblich geschrumpft. Kirche, Gewerkschaft, Schule und Elternhaus sind nur noch einige Institutionen unter vielen, die Vorstellungen über die gesellschaftliche Wirklichkeit vermitteln. Hinzu kommt, daß kleinere Kollektive, die sich etwa anhand unterschiedlicher Kategorien wie Lebensstile, Zukunftschancen oder durch Beschäftigungs- und Konsumtypen voneinander abgrenzen, zunehmend die soziale Selbstverortung des Individuums innerhalb der Gesellschaft bestimmen.

Die gesellschaftliche Wahrnehmung und Deutung von HIV/Aids folgt jedoch, wie zu zeigen sein wird, einem entgegengesetzten Trend. Bei genauer Betrachtung zeigt sich, daß die Bedrohung durch HIV/Aids trotz aller politischer Turbulenzen und partieller Interes-

---

[20] Lepsius (1962).

senlagen, klar strukturierten Deutungsmustern folgt. Es lassen sich kollektive Deutungsmuster in der schreibenden Presse identifizieren, die von einem großen Teil der Bevölkerung getragen werden. Gefühle der Betroffenheit und der Angst etwa, die das Virus und seine Folgen bei vielen Menschen hervorgerufen haben, erzeugten in der Konsequenz eine große Zahl neuer Allianzen und schufen übergreifende soziale Verbindungen.

Will man diese Muster erfassen, so ist zuerst der Frage nachzugehen, welche sozialpsychologischen Faktoren bei der Wahrnehmung und Deutung der neuen Seuche eine Rolle spielen können. Denn die Vertreter der unterschiedlichen Interessengruppen, die sich in den Printmedien zu Wort gemeldet haben, befanden (und befinden) sich im Prinzip in der gleichen Situation wie jeder Normalbürger. Auch sie waren darauf angewiesen, das tendenziell unzureichende Wissen über Aids zu deuten und daraufhin ihre Empfehlungen auszusprechen. Die Vorstellungen und Meinungen, die sie produzierten und verbreiteten, sind, so ist anzunehmen, auch von psychischen Determinanten abhängig.

Wie diese Arbeit weiter zeigen wird, eignen sich in besonderer Weise soziologische Modelle der Gesellschaftsbilder und Weltbilder zur Darstellung und Entschlüsselung der komplexen Deutungsmuster und Interpretationsstrukuren der Aids-Berichterstattung. Sie erfassen in der notwendigen Breite die unterschiedlichen historischen, politischen, sozialen und ökonomischen Aspekte, die für eine Analyse der kollektiven Vorstellungen über Aids notwendig sind.

1.1 Vom Aufbau der Weltbilder

1.1.1 Sozialpsychologische Aspekte der Weltbilder

Der wohl umfangreichste Vorstellungsrahmen, der uns zur sozialen Orientierung zur Verfügung steht, wird durch Weltbilder repräsentiert. Sie verkörpern den sozialen Kosmos der Normen und Werte, der es uns erlaubt, daß wir uns in der sozialen Welt zurechtfinden. Weltbilder sind jedoch nicht a priori vorhanden, sondern sie müssen im Laufe der menschlichen Entwicklung reifen und unterliegen damit bestimmten Gesetzmäßigkeiten. Der Soziologe Karl Mannheim geht davon aus, daß die Erlebnisse der ersten Lebensphase von besonderer Bedeutung für die Generierung des Weltbildes sind.[21] Seiner Ansicht nach handelt es sich bei den frühesten Eindrücken, die ein Mensch von seiner Umwelt entwickelt, um natürliche Weltbilder, die sich zeitlebens festsetzen. In seiner Abhandlung zum Problem der Generationen mißt Mannheim diesen relevanten Eindrücken eine trennende Funktion zwischen den Generationen bei. Obwohl verschiedene Jahrgänge in der gleichen Zeit leben, werden sie das Erlebte unterschiedlich in Erinnerung halten. Der Grund liegt, so Mannheim, in der Erlebnisschichtung. Ein und dieselbe Gegebenheit wird höchst unterschiedlich aufgenommen, je nachdem, ob sie als Jugenderlebnis oder als Späterlebnis wahrgenommen wird. Die ersten Erfahrungen besitzen seiner Ansicht nach zudem die Tendenz, durch spätere Eindrücke dauerhaft bestätigt zu werden:[22]

> "Infolgedessen orientiert sich jede spätere Erfahrung an dieser Gruppe von Erlebnissen, mag sie als Bestätigung und Sättigung dieser ersten Erfahrungsschicht, oder aber als deren Negation und Antithese empfunden werden."

Für Mannheim bleibt die Prädominanz der ersten Eindrücke auch dann lebendig und bestimmend, wenn der ganze darauffolgende Ablauf des Lebens nichts anderes sein sollte, als ein Verneinen und Abbauen des in der Jugend rezipierten natürlichen Weltbildes:[23]

> "Denn auch in der Negation orientiert man sich grundlegend am Negierten und läßt sich ungewollt durch es bestimmen."

In differenzierter Weise hat sich Jean Piaget mit dem Erfassen und Begreifen der Welt beschäftigt, das in frühester Kindheit beginnt und entwicklungspsychologischen Gesetzmäßigkeiten unterliegt. Piaget hat durch seine umfänglichen Versuche und Beobachtungen bei Kindern ein Modell erarbeitet, das die Entfaltung des Weltbildes beim Kind erklärt.[24] Piaget unterscheidet in seinen Arbeiten vier Stufen der kognitiven Entwicklung, die ein Mensch von der Geburt bis zu seinem sechzehnten Lebensjahr durchläuft. Die verschiedenen Entwicklungsschritte bauen aufeinander auf und bleiben in veränderter Form in der nächsthöheren Stufe erhalten. Die sensomotorische Entwicklungsstufe ist die erste Phase, die ein Kind in Piagets

---

21 Mannheim (1964).

22 Mannheim (1964, S. 536).

23 Mannheim (1964, S. 537).

24 Piaget (1978).

Modell der kognitiven Differenzierung durchschreitet. Diese Stufe (Geburt bis anderthalb oder zwei Jahre) beschreibt die Weltsicht des Kindes nach seiner Geburt als ein von Egozentrizität geprägtes Vorstellungsvermögen, das durch eine unvollständige Differenzierung der eigenen Person von der Umwelt geprägt ist. Subjekt und Objekt sind in diesem Modell zu Beginn noch eins. Die Interaktionen des Kindes mit seiner Umwelt sind am Anfang dieser Entwicklungsetappe nur bedingt intentional:[25]

> "Das Kind nimmt sich noch nicht absichtlich vor, einen Zusammenhang zu erforschen, sondern es reagiert nur auf eine zufällig gemachte Erfahrung ..."

Vielmehr dominiert eine für Piaget elementare Form des Wissens, das intuitive Handlungswissen, die Kommunikation mit der Außenwelt. Dieses Verstehen und Können wird erst im Laufe der Entwicklung bewußtseinsmäßig durchdrungen, oder, wie Piaget es ausdrückt, reflexiv konstruiert.[26] Die sensomotorische Intelligenz dieses Lebensstadiums ist am praktischen Nutzen und Erfolg der Handlungen orientiert. In der Spätphase der ersten Entwicklungsstufe beginnt das Kind allmählich, zwischen sich und der Außenwelt zu differenzieren. Die Zeit der praktischen Erkenntnis endet, wenn das Kind beginnt, sich experimentell gegenüber der Umwelt zu verhalten, woraus ein erfinderisches und erforschendes Handeln hervorgeht.[27]

Damit ist der Grundstein für die zweite Phase gelegt (bis zum siebten Jahr), in der das Kind beginnt, sich selbst in die Umwelt zu projizieren. Die Phase des präoperationalen Denkens leitet zugleich den Anfang des kindlichen Animismus ein, in der alle Dinge belebt und beseelt sind. Naturzustände unterscheidet das Kind demnach noch nicht von sozialen Regeln. Wenn ein Kind beispielsweise über einen Stein stolpert, so bezeichnet es diesen als böse.[28] Die Eigenschaften der Dinge existieren in der Frühphase dieser Stufe unabhängig vom menschlichen Bewußtsein. Eng verbunden mit dem moralischen Realismus, wie Piaget die geistige Ausdeutung materieller Prozesse nennt, ist der kindliche Artifizialismus. Die Dinge, die es

---

[25] Harten (1977, S. 21).

[26] Das intuitive Handlungswissen ist nicht auf die erste Lebensphase beschränkt. Auch später, wenn es zum Beispiel darum geht, komplexere soziale Regeln zu verstehen, ist ein intuitives, quasi vorbewußtes Wissen über soziale Interaktion vorhanden. Vgl.: Kesselring (1988, S. 111).

[27] Harten (1977, S. 22).

[28] Kesselring (1988, S. 131).

von der Welt wahrnimmt, also Berge, Seen oder Wälder erscheinen ihm als von Menschenhand gemacht. Der Mensch ist in dieser Phase der Schöpfer der Dinge.[29] Eine wesentliche Voraussetzung für diesen Entwicklungsprozeß ist die Objektbildung. Indem das Kind andere Objekte der Umwelt wahrnimmt, dezentriert es sich und ist nicht mehr der Mittelpunkt der Welt. Es verortet sich nun selbst in der Objektwelt als eines unter vielen und substantiviert im Gegenzug die es umgebenden Dinge. Das Ende der Phase des vorbegrifflichen Denkens (präoperativ) ist dadurch gekennzeichnet, daß das Kind beginnt, in umfänglicher Weise Beziehungen zwischen Dingen und Personen herzustellen. Es begreift zeitliche, räumliche und logische Beziehungen, es ist jedoch in deren Ausdeutung noch relativ unflexibel. Auch ist es dem Kind noch verwehrt, induktive oder deduktive Schlüsse zu ziehen. Es ist lediglich in der Lage transduktiv zu schließen, d.h. es schließt von Einzelfall zu Einzelfall.

Die Überwindung des kognitiven Egozentrismus erlaubt die Entfaltung des begrifflichen Denkens. In dieser konkret-operativen Phase (sieben bis elf Jahre) beginnt das Kind mit der Bildung von Gruppierungen, die logischen Strukturen folgen. Dieser Entwicklungsschritt ermöglicht es dem Kind, zwar empirisch zu experimentieren, es bleibt allerdings durch die aktuelle Handlung begrenzt in seinen Abstraktionen. Es ist weiterhin auf konkretes Anschauungsmaterial angewiesen. Die konkreten Operationen, die es ausführt, werden nacheinander oder nebeneinander ausgeführt, aber noch nicht miteinander verknüpft. Ein sicheres Indiz für das Erreichen der konkret-operativen Stufe sind die Versuche zur Mengenerhaltung. Zeigt man einem Kind zwei identische Tonkugeln und verformt man eine davon zu einer Rolle, so neigen Kinder der präoperativen Stufe noch dazu, den beiden Objekten unterschiedliche Mengenangaben zuzuordnen. Entweder hat die Rolle weniger Masse, weil sie dünner ist, oder sie besitzt mehr Masse, weil sie länger ist als eine Kugel. In der Phase der konkreten Operationen sind Kinder in der Lage, die Mengen trotz ihrer unterschiedlichen Ausformung als identisch zu begreifen.[30]

[29] Piaget (1978, S. 227ff.).

[30] Dabei werden in der Regel drei Begründungen angeführt: Es wurde nichts hinzugefügt oder weggenommen (Identitätsargument); die Operation läßt sich rückgängig machen (Reversibilitätsargument); die Kugel ist länger, dafür aber auch dünner geworden (Kompensationsargument).

In der letzten Phase, die nach Ansicht Piagets nicht von allen Menschen vollständig erreicht wird, beginnen die formalen kognitiven Operationen (ab elf oder zwölf Jahre), die mit der Entwicklung theoretischer Realitätsvorstellungen gleichzusetzen sind. Schüler dieses Alters sind nicht mehr auf konkretes Anschauungsmaterial angewiesen, sondern sie sind in der Lage, mit hypothetischen Aussagen und Annahmen zu arbeiten:[31]

> "Die erlebte Wirklichkeit, die vormals einen absoluten Bezugsrahmen bildete, wird in ein Universum von Möglichkeiten eingebettet und zu einer von vielen 'möglichen Welten' relativiert."

Man würde Piagets Entwicklungsmodell falsch verstehen, nähme man an, daß mit dem Erreichen der formalen Stufe das menschliche Denken sich ausschließlich in wissenschaftstheoretischen Dimensionen abspielen würde. Vielmehr ist es der Fall, daß die frühen Stufen der Entwicklung immer wieder zum Vorschein treten, weil sie von den nächsthöheren Entwicklungsetappen übernommen werden. Dies tritt besonders dann ein, wenn ein Mensch mit ungewohnten oder unbekannten Situationen konfrontiert ist, auf die er sich erst neu einrichten muß.

Fassen wir die Überlegungen von Mannheim und Piaget vor dem Hintergrund der Diskussion um die Aids-Epidemie kurz zusammen. Für Mannheim sind es die ersten Eindrücke, die die Perzeption des Erlebten beim Menschen nachhaltig bestimmen. Gleiches läßt sich auch für Gesellschaften annehmen, die mit einer neuen Situation der Bedrohung konfrontiert werden. Die Dominanz des ersten Eindrucks erfährt durch das Bild, das zu Anfang entwickelt wird, für die Zukunft eine prägende Kraft. Für eine Analyse der kollektiven Vorstellungen über HIV/Aids ist es deshalb notwendig, die anfänglichen Einschätzungen, die zu Beginn der Epidemie in den Printmedien wiedergegeben wurden, festzuhalten. Da zu diesem Zeitpunkt der Berichterstattung in besonderer Weise über den Ursprung der Krankheit und die Begleitumstände, die die neue Krankheit ermöglichten, berichtet wurde, können diese Meldungen Aufschluß über Grundmuster der Vorstellungen über HIV/Aids liefern, die auch heute noch wirksam sind.

Zu berücksichtigen ist auch der "Reflexionsgrad" der Meldungen. Wie bei Piaget deutlich wurde, verarbeitet der Mensch die Eindrücke die er von der Welt gewinnt, auf verschiedenen kognitiven

---

[31] Kesselring (1988, S. 154).

Stufen. Wahrnehmung und Interpretation der Sachverhalte können, insbesondere vor dem Hintergrund unbekannter und neuer Situationen, zu regressiven Deutungsweisen führen. So kann man aus der heutigen Perspektive den Eindruck gewinnen, daß eine Reihe von Einschätzungen und Beschreibungen über Aids z.B. eher einem kindlichen Artifizialismus entsprechen, als daß sie mit wissenschaftlichen Erklärungen im Einklang stehen. Für eine Analyse der kollektiven Vorstellungen über Aids ist ein entwicklungspsychologischer Blickwinkel daher höchst aufschlußreich.

1.1.2 Soziologische Aspekte der Weltbilder

Weltbilder strukturieren nicht nur die Vorstellungs- und Gedankenvielfalt einzelner Individuen, sondern sie können auch unterschiedliche soziale Strömungen und Phänomene repräsentieren. Sie beschreiben das, was Menschen denken und was sie bewegt. Das Weltbild des Rassismus etwa umfaßt eine Reihe von charakteristischen Merkmalen, die für Konflikte zwischen verschiedenen Ethnien verantwortlich und konstitutiv sind.[32] Unterschiede der Hautfarbe, der Herkunft und der Religion werden zu identitätsstiftenden Elementen der Selbst- und Fremddefinition und beeinflussen über spezifische Normen und Werte die soziale Wahrnehmung der jeweiligen Gruppe. Historische Dimensionen (Kolonialismus, militärische Eroberung, Grenzverschiebungen etc.) spielen im Weltbild des Rassismus ebenso eine Rolle wie die Annahme kultureller Überlegenheit und psychischer Attribuierung (der schlaue Jude etc.). Die Liste der Merkmale und Besonderheiten, die das Weltbild des Rassismus charakterisieren, ließe sich weiter fortsetzten. Sie umfaßt alle gesellschaftlichen Ordnungs- und Kontrollmechanismen, die auf der Grundlage der Unterscheidung von Menschen qua Rasse basieren.

Das Weltbild der Wissenschaft mußte sich im Laufe der Jahrhunderte ständigen Veränderungsprozessen unterziehen, die durch bahnbrechende Erkenntnisse, wie zum Beispiel die Entdeckungen des Astronoms Kopernikus, ausgelöst wurden. Das kopernikanische Weltbild, das sich nach seinem Tode allmählich durchzusetzen begann, leitete eine geistige und naturwissenschaftliche Revolution ein. Die Abkehr vom geozentristischen hin zum heliozentristischen Weltbild löste die religiöse Weltdeutung ab.

---

[32] Dittrich (1991).

Weltbilder repräsentieren nicht nur komplexe Systeme menschlichen Zusammenlebens (Weltsysteme), sie beschreiben auch definierbare soziale Teilbereiche, ihre konkreten Akteure und deren Wertvorstellungen. Das Weltbild junger Menschen könnte sich mit Fragen der Arbeitslosigkeit, Aussagen über Beziehungen und Partnerschaft oder allgemeinen Zukunftsperspektiven befassen. Spricht man von Weltbildern, steht in umfassender Weise die soziale Wirklichkeit von unterschiedlichen sozialen Gruppierungen oder Einzelpersonen im Vordergrund.

Eine wichtige Voraussetzung, die bei der Verwendung des Begriffes Weltbild angezeigt ist, beruht auf der Inkaufnahme der mangelnden Tiefenschärfe des Terminus. Die Komplexität des zu beschreibenden sozialen Tatbestandes durch ein (Welt-)Bild führt naturgemäß zu einer Ungenauigkeit in Detailfragen. Weltbilder unterscheiden sich durch die jeweilige Perspektive, die ein oder mehrere Betrachter einnehmen, und können immer nur einen Teil der Realität "abbilden". Ein Problem, das auch bei der Erfassung der kollektiven Vorstellungen über HIV/Aids auftritt. Eine Beschreibung der konfligierenden Interessengruppen, die in unterschiedlicher Weise auf die neue Krankheit reagiert haben, würde zu einer Reihe fragmentierter Betrachtungsweisen führen und nicht ein annähernd geschlossenes Bild von HIV/Aids liefern. Zu unterschiedlich sind, wie in der Einleitung deutlich wurde, die Auffassungen und Interessen der beteiligten Akteure. Dennoch lassen sich in Weltbildern, die durch verschiedene, zueinander in Bezug gesetzte Perspektiven entwickelt werden, komplexe soziale Realitäten erfassen. Hans-Peter Meier-Dallach plädiert in diesem Zusammenhang für ein Konzept der Teilbilder, die im Zusammenspiel spezifische Bereiche des sozialen Lebens in ein Weltbild überführen können.[33] In seinem theoretischen Ansatz des Weltbildes geht Meier-Dallach von einem dynamischen Gefüge von fünf Teilbildern aus, die gleichsam als spezifische "Fenster" zur Realität eine komplexe Vorstellung von der Welt erlauben. Die einzelnen Bilder - das Raumbild, das Menschenbild, das Staatsbild, das Zeitbild und das Gesellschaftsbild - ergänzen sich durch ihre jeweiligen Perspektiven. Diese unterschiedlichen "Fenster" dienen einander gleichzeitig als Projektionsfläche, wodurch sich die innere Dynamik des Konzeptes erschließt. Dimensionen des Öffnen und Schließens, die Fokussierung auf Nah- und Fernbereiche sowie diffe-

[33] Meier-Dallach (1988).

rierende Interessen und Werte, definieren den wechselseitigen Grad der Beeinflussung.

Da die einzelnen Teilbilder dem sozialen Wandel unterworfen sind, ändern sich auch ihre Inhalte entsprechend. Das Raumbild als kognitive Deutung des Lebensraumes, der den einzelnen umgibt, stellt in den letzten Jahren zunehmend ökologische Elemente, also Fragen des Umweltschutzes oder der Bodennutzung, in den Vordergrund. Veränderungen im Raumbild bleiben auch für das Menschenbild nicht folgenlos. Die intensive Nutzung natürlicher Ressourcen mit weitreichenden ökologischen Folgen führt zu einer geänderten Vorstellung über den Menschen. Er gerät zusehens zum Feind der natürlichen Lebensgrundlagen - das Menschenbild ändert sich entsprechend. Durch die zunehmende Skepsis gegenüber der politischen Gestaltungskraft verliert, so Meier-Dallach, das Staatsbild an Bedeutung. Politikverdrossenheit in Form geringer Wahlbeteiligungen begleitet die schwindende Bedeutung, die sich in diesem Teilbild abzeichnet. Die unterschiedlichen Zeithorizonte menschlicher Erwartungen und Perspektiven spiegeln sich im Zeitbild wider:[34]

> "Das Zeitbild verliert an Einheitlichkeit und Ausstrahlungskraft, die in der Bevölkerung eine gemeinsame Perspektive zu prägen vermag. So finden sich heute gleichzeitig und nebeneinander: die apokalyptische Erwartung, nostalgische Rückkehr zur Tradition, die am Status quo und am Heute erschöpfte Haltung wie die an neue Technologien geknüpfte Zukunftsvision."

Als ein fünftes konstitutives Element des Weltbildes erfaßt das Gesellschaftsbild umfangreiche Vorstellungen über Ethnien, Nationen und Kollektive. Auch hier geht Meier-Dallach von einem zunehmenden Wandel innerhalb dieser Abbildungsmatrix aus. Kollektive Selbstdefinitionen, die sich früher durch die berufliche Tätigkeit oder die Konfessionalität ergaben, werden heute eher durch Fragen des Lebensstils oder durch die Zukunftschancen kleinerer Kollektive beantwortet.

Das theoretische und methodische Konzept des Aufbaus von Weltbildern, das durch fünf Optiken die soziale Umwelt zu erfassen sucht, stellt ein Instrument dar, das Begreifen und Deuten der Welt zu untersuchen. Von zentraler Bedeutung für den Wahrnehmungsprozess ist das Verhältnis, in dem sich die einzelnen Bilder zueinander entwickeln und dadurch verändern. Denn selten verläuft die Wahrnehmung von Veränderungsprozessen der Welt, die sich in den

---

[34] Meier-Dallach (1988, S. 8).

einzelnen Fenstern fokussiert, synchron. Die Dominanz des Raumbildes, in dem sich in den letzten Jahren, wie schon erwähnt, vor allem zentrale Fragen der Ökologie und Ökonomie bündeln, überblendet die Deutung gegenwärtiger Probleme durch andere Teilbilder. Die kollektive Betroffenheit über den Zustand der Umwelt spiegelt sich nicht in gleicher Intensität im Staatsbild wider. Politische Unentschlossenheit und Handlungsdefizite führen zu einer Abdunkelung dieses Wahrnehmungsfensters bei ökologischen Problemen. Der politischen Gestaltungsmacht in Umweltfragen wird nur noch geringes Vertrauen entgegengebracht. Statt dessen werden die Ursachen des naturzerstörenden Verhaltens im Menschenbild verhandelt. Die Thematisierung der Verantwortung gegenüber der bedrohten Lebensgrundlage trägt zunehmend individualistische Züge. Die Konsumgewohnheiten des einzelnen werden zum Abbild der kollektiven Bedrohung.

Dabei ist die zeitliche Asynchronität, mit der unterschiedliche Situationen und Geschehnisse in den einzelnen Teilbildern wahrgenommen werden, durchaus funktional. Die sich wechselseitig bedingenden Tendenzen von Symmetrie und Asymmetrie beeinflussen einander und verändern das Weltbild.[35]

> "Verformen zu einer Zeit neue Probleme oder Ereignisse das Denken, Deuten oder den Zeitgeist asymmetrisch, entsteht Nachfrage nach Symmetrie, das heißt nach Weltbildern, die vollständiger und/oder ganzheitlicher ausgerichtet sind (...)".

In der Weltbildkonzeption von Meier-Dallach wird deutlich, daß der Prozeß für die Ausformung von Weltbildern durch das Zusammenspiel der Teilbilder ermöglicht wird. Wie der empirische Teil dieser Arbeit zeigen wird, sind es die gleichen Teilbilder, in denen sich spezifische Besonderheiten der Berichterstattung über Aids widerspiegeln. Im Menschenbild findet sich der Mensch als das Opfer und als der Verursacher (Täter) der Seuche wieder. Er ist dabei jedoch nicht frei von den Einflüssen, die im Raumbild verhandelt werden: Globaler Tourismus und Migration machen vor nationalstaatlichen oder kulturellen Grenzen nicht halt und wirken so in einzigartiger Weise auf den Menschen ein. Daraus folgt, daß die politischen Reaktionen sich auf das länderübergreifende Problem erst einstellen müssen. Die geringe Praktikabilität von HIV-Tests an den Grenzen[36] zur natio-

---

35 Meier-Dallach (1988, S. 9).

36 Die Idee, an den Staatsgrenzen HIV-Antikörper-Tests durchzuführen, wurde von den Regierungen verschiedener Länder immer wieder diskutiert. Die

nalen Aids-Bekämpfung verändert das Staatsbild und damit untrennbar verbunden das Gesellschaftsbild. Im Zeitbild reproduzieren sich unterschiedliche Annahmen über die Entwicklung der Seuche und ihrer möglichen Eindämmung. Beide Vorstellungen haben unmittelbaren Einfluß auf die anderen Teilbilder.

Das Weltbildkonzept von Meier-Dallach ist für eine Analyse der medieninduzierten kollektiven Vorstellungen einerseits in der Weise von Bedeutung, daß die unterschiedlichen Teilbilder wesentliche Aspekte der Aids-Diskussion erfassen. Eine Bearbeitung des empirischen Materials wäre ohne eine eingehende Betrachtung der Rolle des Menschen oder des Raumes, in dem das Virus sich ausbreitet, höchst unvollständig. Das zu bearbeitende empirische Material erfordert aber andererseits auch, daß die "Fenster" zur Realität, die durch die Medienberichterstattung über HIV/Aids eröffnet werden, sich anderer Perspektiven bedienen. So wurden, wie bereits erwähnt, gerade zu Beginn der Seuche und später noch einmal während der Mitte der achtziger Jahre in ausführlicher Weise die Ursprünge der Krankheit thematisiert. Auch hier ist es möglich, durch mehrere Perspektiven, ein umfängliches Bild der kollektiven Vorstellungen über die Genese der Krankheit zu erarbeiten. Dazu sollen die Entstehungsannahmen durch vier "Fenster" betrachtet werden, die den Menschen als Einzelperson und in unterschiedlich großen Kollektiven abbilden.

Durch die Weltbildkonzeption Meier-Dallachs wurde deutlich, daß die Vorstellungen von der sozialen Welt sich immer auch in Teilwelten abzeichnen. Sie sind der Spiegel und das Referenzmodell der anderen Projektionsflächen. Zeigen läßt sich diese Fokussierung anhand einiger Untersuchungen, die sich mit dem Aufbau von Gesellschaftsbildern beschäftigen. Die theoretischen Überlegungen verschiedener Autoren, die im folgenden verhandelt werden sollen, unterscheiden sich jedoch in zentralen Aspekten von der Konzeption der Teilbilder. Sie gehen bei Gesellschaftsbildern indirekt von einer Miniaturisierung des Weltbildes aus. Das Gesellschaftsbild ist das Ensemble der relevanten sozialen Verhältnisse, die die kollektive

GUS erwog im Herbst 1995 die Einführung einer entsprechenden Bestimmung. Die einfache Vorstellung, die 300 Passagiere einer Touristen-Maschine dem zeitaufwendigen Testverfahren zu unterziehen, legt jedoch die Erklärung nahe, warum bis dato keine Nation eine solche Bestimmung realisiert hat.

Selbstverortung mitbestimmen und über die das Individuum sich definiert.

Ein weiterer Unterschied liegt in der Bestimmung des Spannungsverhältnisses zwischen (oder in) den jeweiligen Bildern. Während Meier-Dallach von einer asymmetrischen Entwicklung einzelner Teilsegmente ausgeht, die im Gegenzug die Ausformung eines homogenen (symmetrischen) Bildes anstrebt, wird bei der im folgenden vorgestellten Analyse von Gesellschaftsbildern u.a. eine konstante Polarisierung der Kräfte zugrunde gelegt. Dichotome Ordnungsvorstellungen vom Aufbau der Gesellschaft, die sich am deutlichsten im Arbeitsleben zeigen lassen, charakterisieren die nun folgende Analyse von Gesellschaftsbildern.

1.2 Vom Aufbau der Gesellschaftsbilder

Allgemein gefaßt beschreibt der Begriff des Gesellschaftsbildes Vorstellungen über die engere und weitere soziale Umwelt. Träger von Gesellschaftsbildern können, wie Ruedi Streit dies ausführt, soziale Akteure jeglicher Couleur sein:[37] Einzelpersonen, Verbände, Gruppen, politische Systeme und Nationen besitzen und vermitteln Definitionen über ihre Handlungsbezüge, ihre Verhaltensweisen und ihre gesellschaftliche Situation. Sie produzieren und verbreiten Gesellschaftsbilder und sind auch ein Teil davon. Das Ordnungsgefüge des menschlichen Zusammenlebens wird durch sie ebenso transportiert wie die strukturierenden Prinzipien der Gesellschaft.

Die Doppelrolle, die gesellschaftliche Akteure als Träger und Produzenten von Gesellschaftsbildern einnehmen, läßt sich bei Beschäftigten im Bildungswesen verdeutlichen. Lehrer etwa vermitteln ihren Schülern durch spezifische Normen und Werte eine Vorstellung vom Aufbau der sozialen Wirklichkeit.[38] Für Martin Schwonke sind die Bestimmungsgründe, die für die Wertmaßstäbe und die soziale

---

[37] Streit (1994, S. 13).

[38] Bei diesem Beispiel zeigt sich, daß der Unterschied zwischen einem Weltbild und einem Gesellschaftsbild rein semantischer Natur sein kann. Indem ein Lehrer seine Vorstellungen über die Gesellschaft vermittelt, äußert er sich auch zwangsläufig über seine Sicht der Welt. Die Begriffswahl ist aber insofern korrekt, als daß der Lehrer einen spezifischen Erziehungsauftrag besitzt, der seine Schüler zu sozialen Verhaltensweisen in der Gesellschaft befähigen soll.

Orientierung des Pädagogen ausschlaggebend sind, auf eine Vielzahl von Faktoren zurückzuführen.[39] Die Entwicklung des Gesellschaftsbildes des Lehrers ist seiner Ansicht nach eng mit seiner eigenen Sozialisation verbunden. So ist die soziale Herkunft des Lehrers, sein Elternhaus und die soziale Schicht, aus der er entstammt, für die Ausrichtung seiner späteren sozialen Orientierungsmaßstäbe von erheblicher Bedeutung. Während der Phase der primären Sozialisation werden Allgemeinwissen, die Bewertung kultureller Aspekte und Umgangsformen entscheidend beeinflußt. In gleicher Weise spielen die Schule und später dann die Hochschule, die der Pädagoge durchlaufen hat, eine gewichtige Rolle bei der Ausprägung seines Gesellschaftsverständnisses. Am Beispiel des Gesellschaftsbildes des Lehrers wird deutlich, daß die Sicht und Deutung der sozialen Umwelt in erheblichen Maße durch die Sozialisation durch Elternhaus und ausbildende Institutionen bestimmt wird. Wie auch bei den Weltbildern spielen die Einflüsse der ersten Jahre eine maßgebliche Rolle.

In zunehmender Weise übernehmen in den letzten Jahren die Massenmedien die Aufgabe, spezifische Fenster zur Welt anzubieten, um Perspektiven für Wirklichkeitsangebote und Definitionen der sozialen Realität zu liefern. Sie tragen zur Produktion von Gesellschaftsbildern in besonderer Weise bei, indem sie als Vermittler, Verbreiter und Aufbereiter von Informationen die soziale Wirklichkeit des Rezipienten mitbestimmen. Dazu zählen Rundfunk- und Fernsehsendungen ebenso wie Kino und die Printmedien. Sie vermitteln unablässig kollektive Vorstellungen über unterschiedlichste Bereiche wie Partnerschaft, Umweltschutz, Risiken, Recht und Unrecht, letztlich über die gesellschaftlichen Konstrukte des sozialen Lebens überhaupt. So ist das Genre der Sozialreportagen, wie Heinz Hartmann ausführt, in besonderer Weise an der Interpretation der sozialen Wirklichkeit und damit an der Schaffung von Gesellschaftsbildern beteiligt.[40] Hartmann sieht in dieser verbreiteten Form der Wirklichkeitsvermittlung ein Regulativ bezüglich der schwindenden Definitionsmacht gesellschaftlicher Instanzen wie Kirche, Partei oder Gewerkschaft:[41]

> "Auch wenn sich der Haftwert und der Grad der Beeinflussung durch Reportagen so gut wie nie exakt messen läßt, kann man doch risikolos behaupten, daß viele Leute ihre Aufschlüsse über Gesellschaft gerade

---

[39] Schwonke (1966).

[40] Hartmann (1988).

[41] Hartmann (1988, S. 342).

auch aus diesen publizistisch attraktiven und nachdrücklich vorgetragenen Berichten ableiten."

Ähnliches gilt für die Berichterstattung der Printmedien über HIV/Aids. Die Vielzahl der Informationsanbieter macht es fast unmöglich, den Einfluß des einzelnen Mediums konkret zu bestimmen. Anzunehmen ist jedoch, daß aufgrund der Brisanz und der Aktualität des Themas, die unterschiedlichen Medien über die Hauptaspekte der Krankheit berichtet haben.[42]

1.3 Das Gesellschaftsbild bei Popitz u.a.

Den sich verringernden Einfluß traditioneller Instanzen auf das Gesellschaftsbild erforschten in den Nachkriegsjahren auch Heinrich Popitz, Hans Paul Bahrdt, August Ernst Jüres und Hanno Kesting durch eine industriesoziologische Untersuchung in der deutschen Hüttenindustrie.[43] Durch ihre Arbeiten sollte der Begriff des Gesellschaftsbildes in der Soziologie nachhaltig bestimmt werden. Die in den Jahren 1953 und 1954 durchgeführten Befragungen sollten die Einstellungen und Sichtweisen von Industriearbeitern zu einer Reihe von Aspekten des Arbeitslebens erfassen. Die empirische Grundlage der Untersuchung bildete eine Befragung von 600 Beschäftigten in der stahlverarbeitenden Industrie. Interviewt wurden die Teilnehmer der Studie zu Themenfeldern, die direkte Auswirkungen auf ihre Arbeitssituation hatten. Die Beurteilung des technischen Fortschritts in der Stahlindustrie, die damals im wesentlichen noch mit den Attributen der Arbeitserleichterung und der Qualitätssteigerung beschrieben wurde, gehörten zu den Indikatoren, die über die Einstellungen des Arbeiters Auskunft geben sollten. Weitere inhaltliche Schwerpunkte der Untersuchung waren die Erörterung allgemeiner wirtschaftlicher Probleme (Absatzkrise) und die Einstellung der Werktätigen zur damaligen sozialpolitischen Diskussion über die betriebliche Mitbestimmung. Vor dem Hintergrund der sozialpolitischen Umwälzungen der fünfziger Jahre erhofften sich die Autoren der Studie, den Einfluß und Bedeutungswandel verschiedener Denktraditionen bestimmen zu können. Dazu zählte für sie in erster Linie

---

[42] So wurden die Duesberg-Thesen (Kapitel 2.2.2) auch im Rundfunk und im Fernsehen ausgiebig behandelt. Es entstand auch der Kinofilm "Die Aids-Rebellen".

[43] Popitz u.a. (1957).

das Deutungsmonopol marxistischer Ideologien, das seit Jahrzehnten das Arbeiterbewußtsein prägte.

Popitz u.a. gingen davon aus, daß die Erfahrungen des Arbeitsalltags in zentraler Weise das Gesellschaftsbild des Arbeiters beeinflussen. Für die Erforschung des Gesellschaftsbildes des Arbeiters spielte es somit eine erhebliche Rolle, aus welchen Erfahrungsbereichen die Beschäftigten ihre Sicht der Welt ableiteten. Es stellte sich die Frage, inwieweit die Vorstellungen der Arbeiter über gesellschaftliche Wirkungszusammenhänge durch eigene Erfahrungen bestimmt waren und welche anderen Einflüsse an der Urteilsbildung über das Funktionieren der Gesellschaft beteiligt waren. Denn für Popitz u.a. war es offensichtlich, daß die Vorstellungen, die sich ein Mensch von seiner sozialen Umwelt macht, nie ausschließlich das Resultat seiner eigenen Erfahrungen sein können. Die alltäglichen Ereignis- und Erlebnisfelder können nur einen Teil der Informationen und Erklärungen bieten, die zum Verständnis der komplexen gesellschaftlichen Zusammenhänge notwendig sind, in die er eingebunden ist. Oder wie Popitz u.a. die Begrenztheit individueller Erfahrungsbereiche in anschaulicher Weise beschreiben, sind[44]

> "weder der Medizinmann, von dem uns die Anthropologen berichten, noch der moderne 'Planungsbevollmächtigte' (...) in der Lage, die Geschehnisse ihrer Umwelt auf Grund ihrer alltäglichen Erfahrungen zu erklären."

Dadurch ergibt sich, so Popitz u.a. weiter, gewissermaßen der Zwang,[45]

> "Vorstellungen von Sachverhalten entwickeln zu müssen, die sich selbst einer mittelbaren Prüfung weitgehend entziehen, obwohl sie für die eigene Existenz unmittelbar relevant sind."

Die Unüberprüfbarkeit von gesellschaftlichen Wirkungszusammenhängen durch die verfügbaren Erfahrungsbereiche des einzelnen kann, so die Überlegung von Popitz u.a., dazu führen, daß sich eine zweite Welt der Vorstellungen etabliert. Neben der eigenen zugänglichen und vertrauten Alltagswelt bildet sich eine Vorstellungswelt heraus, die jene Bereiche umfaßt, die sich der Erfahrungskontrolle entziehen. Diese Vorstellungswelt, die Popitz u.a. eine "soziale Bildwelt"[46] nennen, zeichnet sich zudem dadurch aus, daß sie in beharrli-

---

[44] Popitz u.a. (1957, S. 1).

[45] ebd.

[46] Popitz u.a. (1957, S. 3).

cher Weise neuen Erfahrungen aus den eigenen Erlebnissphären trotzen kann. Ihre Dauerhaftigkeit erfährt sie dadurch,[47]

> "daß überhaupt nicht mehr der Versuch unternommen wird, beide in einen Zusammenhang zu bringen."

Auch wenn Popitz u.a. den Terminus der "sozialen Bildwelt" in den weiteren Ausführungen ihrer Studie über das Gesellschaftsbild des Arbeiters nicht mehr aufgreifen, so bleibt die theoretische Grundannahme des Begriffes handlungsleitend für ihre Untersuchung. Die Festschreibung des Gesellschaftsbildes des Arbeiters sehen Popitz u.a. nicht nur in der oben genannten Wahrnehmungsstruktur des Arbeiters begründet, sondern sie vollzieht sich auch unter dem Druck gesellschaftlicher Kräfte. Sie gehen von machtvollen gesellschaftlichen Deutungsmustern aus, die in einer erheblichen Diskrepanz zu der konkreten Lebenssituation des Arbeiters stehen können.

Die Forscher entwickelten aus dem Datenmaterial sechs Typen von Gesellschaftsbildern bei Arbeitern, die hier kurz vorgestellt werden sollen.[48] Die beiden ersten Typen lassen sich dadurch charakterisieren, daß bei ihnen das Gesamtbild von der Gesellschaft und ihre eigene Selbstverortung innerhalb des sozialen Gefüges von spezifischen Ordnungsvorstellungen geprägt sind. Die Menschen dieser Kategorien begreifen das Funktionieren der Gesellschaft entweder als statische oder als progressive Ordnung (10% und 25% aller Befragten), in der alles seinen festen Platz hat.[49] Typus drei und vier (25% und 10%) interpretieren die soziale Welt ausschließlich vor dem Hintergrund einer umfassenden schicksalhaften Dichotomie[50] von Macht und Ohnmacht. Die letzten beiden Typen (12% und 6%) sind noch stark von den Reformideen der Arbeiterbewegung und den Ideologien des Klassenkampfes geprägt. Ihr Gesellschaftsbild wird in unterschiedlicher Intensität vom Gedankengut marxistischer Gesellschaftsinterpretationen geleitet.

---

47 ebd.

48 Popitz u.a. (1957, S. 232).

49 Unter Ordnung ist bei diesen beiden Typen eine Anerkennung verschiedenster gesellschaftlicher Funktionen verbunden, die sich in einer Zufriedenheit mit den gegebenen Umständen ausdrückt.

50 Während bei Popitz ersichtlich wurde, daß Arbeiter eher von einem dichotomen Bild der Gesellschaft ausgehen, konnten Braun und Fuhrmann beim Angestellten ein Zugehörigkeitsgefühl zur gesellschaftlichen Mitte feststellen, was einem hierarchischen Gesellschaftsbild entspricht. Vgl.: Braun und Fuhrmann (1970).

Charakteristisch für alle sechs Typen ist jedoch die in unterschiedlicher Intensität vorhandene Grundvorstellung einer Geteiltheit des gesellschaftlichen Ordnungsgefüges.[51] Diese drückt sich in einem Denkmodell aus, in dem die Gesellschaft als eine vertikal geteilte empfunden wird. Die Selbstverortung des Arbeiters im "Unten" steht im unüberwindbar erscheinenden Gegensatz zu den Besitzern der Produktionsmittel, die in der Gesellschaft "oben" angesiedelt werden:[52]

> "Versuchen wir, diese Überzeugung in einem Bild wiederzugeben, - denn es handelt sich viel eher um ein Bild, das die Vorstellung beherrscht, als um eine reflektierte Konzeption: Durch die Gesellschaft geht ein Schnitt, eine Schlucht ohne Brücke."

Vor der Folie dieses dichotomen Gesellschaftsbildes entwickeln sich die unterschiedlichen Vorstellungen von den Wirkungszusammenhängen in der Gesellschaft. Macht und Ohnmacht, Oben und Unten, Aktionäre und Arbeiter oder Kapital und Arbeitskraft bilden die Pole, zwischen denen sich das Spannungsverhältnis konstituiert, aus dem sich das Funktionieren der Gesellschaft ableiten läßt und vor dem die eigene Selbstverortung innerhalb dieses Systems Gestalt annimmt.

1.4 Zur Konzeption der Bildwelten zu Aids

Bevor hier nun das Konzept der Bildwelten zu Aids dargestellt wird, ist es notwendig, den Terminus der Bildwelt zu bestimmen und zu konkretisieren. Dazu soll hier noch einmal auf das Gesellschaftsbild des Arbeiters eingegangen werden. Popitz u.a. gehen in ihren Vorüberlegungen von einer Unterteilung der Vorstellungen über die soziale Wirklichkeit in eine vermittelte "soziale Bildwelt" und in die durch Erfahrungen generierte eigene Vorstellungswelt aus. Die Annahme einer "doppelten Realität" trifft gleichermaßen auf die Immunschwäche Aids zu. Auch bei HIV/Aids lagen (und liegen) die Interpretationsprivilegien in der Hand von wissenschaftlichen Experten und politischen Entscheidungsträgern. Sie definierten das Bedrohungspotential, das von der Seuche ausging, und bestimmten die Diskussion um mögliche Szenarien und Strategien. Die faktische Un-

---

[51] Popitz u.a. (1957, S. 237).

[52] Popitz u.a. (1957, S. 201).

sichtbarkeit der neuen Bedrohung, die sich aus einem winzigen, mit bloßen Auge nicht zu erkennenden Erreger und statistischen Hochrechnungen der Seuchenexperten zusammensetzte, entwickelte schnell ein Eigenleben. Für die medienvermittelten Vorstellungen über Aids ließen sich im Alltag der meisten Menschen jedoch keine Hinweise finden. Die wenigen Virusträger, die hauptsächlich im schwulen Milieu zu finden waren, und jene mit HIV-assoziierte Krankheitssymptome, die in Krankenhäusern stationär behandelt wurden, blieben dem größten Teil der Bevölkerung verborgen.

Es ist jedoch einzuwenden, daß zwischen der "sozialen Bildwelt", wie Popitz u.a. die Annahmen über gesellschaftliche Zusammenhänge beschreiben, und den medienvermittelten Vorstellungen über Aids ein erheblicher Unterschied existiert. Die Annahmen über Aids enthalten nur in sehr rudimentärer Weise Komponenten, die - im Popitzschen Sinne - auf die soziale Dimension der Krankheit hinweisen. Die Bilder, die über Aids vermittelt werden, sind hochgradig fragmentiert und widersprüchlich und müssen erst in soziale Orientierungen übersetzt werden. Demzufolge bedarf der Begriff der "sozialen Bildwelt" im Fall von HIV/Aids einer Korrektur, da hier keine Vorstellungen vom Funktionieren eines sozialen Gefüges oder definierbarer sozialer Folgen der Krankheit vorliegen. Der Topos "sozial" ist insofern nicht gerechtfertigt, da die kollektiven Vorstellungen über Aids erst im alltäglichen Umgang ihren sozialen Charakter ausprägen. Von daher wird im folgenden der Begriff der Bildwelt verwendet.

Der Plural "Bildwelten" ist ebenfalls bewußt gewählt, da es sich, wie die folgenden Ausführungen zeigen werden, um zwei Welten handelt. Zuerst werden die kollektiven Vorstellungen untersucht, die sich mit der Entstehung des Virus resp. der Krankheit befassen. Das daran anschließende Kapitel behandelt die Welt der Prognosen.

Unter Entstehung sind sowohl die Aspekte zu verstehen, die die Ätiologie von Aids betreffen, als auch die Begleitumstände, die zur ursächlichen Verbreitung des Erregers führen. So sind die Vorstellungen über die Entstehung in vier Teilbilder zu gliedern, die in unterschiedlicher Weise die Ätiologie des Virus und seine Verbreitung thematisieren. Die verschiedenen Perspektiven (Teilbilder), aus denen HIV und Aids wahrgenommen werden, ermöglichen erst ein umfassendes Bild von den kollektiven Vorstellungen der neuen Bedrohung.

Wie die Untersuchung weiter zeigen wird, ergibt sich die Notwendigkeit, die kollektiven Vorstellungen, die sich um die Entstehung entwickelt haben, aus einer zusätzlichen Perspektive zu betrachten. Zum Verständnis der Bilder über Aids werden deshalb die entwicklungspsychologischen Überlegungen von Jean Piaget herangezogen. Sie sollen aufzeigen, wie die Perzeption der neuen Krankheit ihre Deutungen beeinflußt hat.

Die Dichotomitätsannahme, die Popitz u.a. als Deutungsmatrix gesellschaftlicher Verhältnisse bei Arbeitern nachweisen konnten, weist - wie zu zeigen sein wird - ebenfalls Ähnlichkeiten zu den kollektiven Wahrnehmungs- und Deutungsstrukturen bei der Immunschwäche Aids auf. Das Spannungsverhältnis, aus dem sich die gesellschaftliche Deutung der schwer zu fassenden Bedrohung ableiten läßt, konstituiert sich natürlich nicht aus den polaren Annahmen marxistisch geleiteter Interpretation gesellschaftlicher Machtverhältnisse, wie sie Popitz u.a. beschreiben konnten. Die Pole der Deutung, was Aids ist und welche Gefahr es für den Einzelnen bedeuten kann, leitet sich aus einer anders gelagerten Dichotomisierung ab. In besonderer Weise scheinen die prognostizierten Folgen der Krankheit jene Deutungsgrenzen zu generieren, innerhalb derer sich eine komplexe Vorstellungswelt über Aids aufbaut.

Die Thematisierung der zu erwartenden Folgen durch die neue Bedrohung, die sich in möglichen Prognoseszenarien reproduzieren, verlaufen höchst konträr zueinander. In der Berichterstattung der Printmedien lassen sich zunächst zwei widersprüchliche Ansätze nachzeichnen, die über den gesamten Zeitraum ihre Konjunkturzyklen hatten und häufig parallel auftraten. Auf der einen Seite wird Aids als apokalyptische Endzeitvision für die Menschheit vorhergesagt, während optimistische Annahmen von einem baldigen Ende der Seuche ausgehen, bzw. der Krankheit noch etwas Positives abgewinnen können. Das Spannungsfeld der Prognosen ist von gleicher Bedeutung für die kollektive Wahrnehmung und Deutung der Seuche wie die verschiedenen Aspekte der Entstehungsansätze.

1.5 Methode und Datengrundlage

Der Großteil des hier verwendeten Materials stammt aus Zeitungen und Magazinen, die als meinungsbildend zu erachten sind. Dazu gehören auch Zeitschriften, die vorwiegend von Ärzten und anderen Beschäftigten im Gesundheitswesen gelesen werden und eine wichtige Rolle für den Multiplikator-Effekt bei der Aids-Aufklärung spielen. Vereinzelt wurden auch Meldungen aus der Boulevardpresse übernommen, wenn sie in besonders anschaulicher Weise über einige "Bilder" berichteten. Die Auswertung der Printmedien erstreckte sich über den Zeitraum vom 12.12.1981 bis zum 31.12.1997. Das Material wurde zu einem Teil durch eigene Recherchen gewonnen. Ein Teil der Meldungen wurde aus den Publikationen des Aids-Informationsdienst der Deutschen Aids-Hilfe e.V. aus Berlin entnommen. Die überwiegende Anzahl der hier verwendeten Dokumente wurde vom Archiv für Sozialpolitik e.V. in Frankfurt bezogen. Mit Beginn des Jahres 1996 stellte das Archiv für Sozialpolitik e.V. den "Presse-Spiegel Aids" aus Kostengründen ein. Ab dem 1.1.1996 bildet die "Aids Presseschau" der Landeszentrale für Gesundheitsförderung in Rheinland-Pfalz e.V. die Datengrundlage. Aufgenommen wurden diejenigen Zeitungsmeldungen, die bei der Durchsicht des Archivmaterials in Überschrift oder Untertitel einen Hinweis auf die Schwerpunkte der vorliegenden Arbeit gaben. Berücksichtigt wurden die Artikel, die sich in eindeutiger Weise mit der Entstehung und anfänglichen Verbreitung des HI-Virus befaßten oder detaillierte Angaben dazu enthielten. Die gleichen Kriterien galten für die Auswahl der Artikel zu den Prognosen über die zukünftige Entwicklung der Krankheit und der Verbreitung des Erregers. Anschließend wurden die Quellen ausgewählt, die für die Beantwortung der zu klärenden Forschungsfragen relevant waren. Meldungen mit gleichlautenden Inhalten in verschiedenen Zeitungen wurden nur einmal aufgenommen. Zu nennen sind folgende Quellen (alle Zeitungen inklusive ihrer Beilagen und Magazine):

- Abendzeitung München
- Allgemeine Zeitung Mainz
- Arbeiterkampf
- Ärzte-Zeitung
- AZ Andere Zeitung
- Badische Neuste Nachrichten
- Bayernkurier
- Berliner Zeitung
- Bild-Zeitung
- Der Spiegel
- Deutsches Allgemeines Sonntagsblatt
- Die Neue Ärztliche
- die tageszeitung
- Die Welt
- Die Woche
- Die Zeit
- Hamburger Rundschau
- Holsteinischer Courier
- Junge Welt
- Kölnische Rundschau
- Mainzer Rheinzeitung
- Medical Tribune
- Münchener Merkur
- Neue Zeit
- Neue Zürcher Zeitung
- Nordwest-Zeitung
- Passauer Nachrichten
- Profil
- Rhein-Zeitung
- Rheinischer Merkur
- Ruhr-Nachrichten
- Stern
- Süddeutsche Zeitung

- Dresdner Neuste Nachrichten
- Focus
- Frankfurter Allgemeine Zeitung
- Frankfurter Neue Presse
- Frankfurter Rundschau
- Hamburger Abendblatt
- Hamburger Morgenpost
- Tagesspiegel
- Welt am Sonntag
- Westdeutsche Allgemeine Zeitung
- Westfalenpost
- Wetzlarer Neue Zeitung
- Wiesbadener Kurier

Materialien aus grauer Literatur und sonstigen Quellen ergänzten die Auswahl, wenn damit Sachverhalte deutlicher herausgestellt werden konnten. Auf eine inhaltliche Bewertung und auf eine Prüfung des Wahrheitsgehaltes des Materials wurde weitgehend verzichtet, da das Erkenntnisinteresse dieser Arbeit in der Untersuchung kollektiver Vorstellungen liegt und sich keinen medizinischen Fachfragen zuwenden will.

Mit eingeflossen in die Konzeption der vorliegenden Arbeit sind einige Grundüberlegungen, die im Rahmen der Mitarbeit des Autors an einem 1994 abgeschlossenen Forschungsprojekt[53] an der Johann Wolfgang Goethe-Universität in Frankfurt entstanden sind. Besonders hilfreich dafür waren die Ergebnisse einiger qualitativ geführten Leitfadeninterviews mit HIV-positiven Prostituierten, intravenös Drogenabhängigen, Homosexuellen und einigen nichtinfizierten Personen.

[53] Projekttitel: Neue Risiken als Herausforderung für Problemlösungsmechanismen komplexer Gesellschaften. Regelungsversuche für das Risiko Aids. Förderer: Bundesministerium für Forschung und Technik.

Kapitel 2

2 Die Entstehung von HIV/Aids

Nichts passiert ohne Grund - so hätte das Motto lauten können, das die Suche nach den Gründen und den Umständen der Entstehung von HIV/Aids begleitete. Es erschien schier unvorstellbar, daß ein neuer Erreger, in seinen Folgen einer Naturkatastrophe gleich, die Welt an den Rande des Untergangs drängen sollte - ohne Vorwarnung und in seinem Mortalitätspotential durchaus ernstzunehmen. Vielleicht war es aber auch nur die Tatsache, daß die damals verfügbaren Informationen so unbefriedigend und lückenhaft waren, daß man versuchte, in der Vergangenheit Aufschluß über die neue Bedrohung zu finden. Woher das HI-Virus kam, ist bis heute nicht zweifelsfrei geklärt. Ebenso ist die Frage unbeantwortet geblieben, wie lange der Erreger den Menschen schon bedroht.

Eindeutig war aber die Tatsache, daß sich die ersten Fälle in den Vereinigten Staaten von Amerika ereigneten und daß die ersten Opfer zu stigmatisierten sozialen Randgruppen gehörten. Das allein war schon Anlaß genug, die Maschinerie der Verschwörungstheorien in Gang zu setzen. Hatte jemand ein Milieugift entwickelt, um die Gesellschaft von bestimmten Subjekten zu befreien? Die zeitliche Koinzidenz der ersten Krankheitsfälle mit dem Beginn der Reagan-Ära 1981 war für viele schon Beweis genug: Das Virus ist vorsätzlich vom Menschen geschaffen worden. Dies ist nur eine der vielen Annahmen, mit der man das Aufkommen einer endemischen Infektionskrankheit erklären wollte.

Wie die folgende Dokumentation und Analyse darlegen wird, lassen sich bei den unterschiedlichen Entstehungsbildern Gesetzmäßigkeiten und Funktionen aufzeigen, die von soziologischer Bedeutung sind. So sind etwa die Inhalte der Bilder abhängig von der Größe des Kollektivs, das für die Entstehung von HIV/Aids verantwortlich gemacht wird. Aus diesem Grund werden die Ursachen von HIV/Aids anhand von Einzelpersonen und größeren sozialen Gruppierungen verhandelt. Letztere werden zusätzlich in Form einer Kritik alter und neuer Gesellschaften dargestellt. In kurzen Resümees wird zum Ende eines jeden Unterkapitels Bildes auf spezifische Besonderheiten eingegangen. Die vier Teilbilder ergeben im Zusammenspiel die Bildwelt der Entstehung, die in der Schlußdiskussion analysiert werden.

2.1 Die Entstehung von HIV/Aids durch Einzelpersonen

Wie bei allen größeren Epidemien beschränkt sich das kollektive Interesse nicht nur auf den geographischen Ursprung und auf die komplexen Begleitumstände, die zu einer Seuche geführt haben. Von gleicher Wichtigkeit ist die Identifizierung des Übermittlers, des einzelnen Menschen, bei dem alles seinen Ursprung genommen zu haben scheint. Seit dem Beginn der HIV-Epidemie wird dem Schicksal von infizierten Einzelpersonen eine besondere Aufmerksamkeit gewidmet. Aus epidemiologischer Sicht ist die Rekonstruktion und Durchleuchtung des Lebens des ersten HIV-Trägers durchaus sinnhaft. Seuchenexperten erhoffen dadurch, Informationen über den Herkunftsort, den Entstehungszeitpunkt und die Ausbreitungsgeschwindigkeit des Virus zu erhalten. Die Analyse des Lebensstils der ersten Person mit Aids - ihre sexuellen Vorlieben, ihre Mobilität und ihre sozialen Kontakte - könnten Antworten auf ungeklärte Fragen der Pandemie geben. In der medizinischen Fachliteratur auch als "Patient Null" bezeichnet, gilt dieser als die erste personifizierte und identifizierte Ansteckungsquelle.

Das kollektive Interesse an einzelnen Ursprungspersonen beschränkt sich jedoch nicht nur auf Fragen der Ätiologie des HI-Virus. Ähnlich bedeutsam sind diese Menschen in ihrer Funktion als Verbreiter der Krankheit. Die ersten Virusträger waren, so die Annahme, schließlich auch diejenigen, die der Krankheit zum globalen Ausbruch verholfen haben. Zwei Entstehungsbilder, die einzelne als Übermittler des HI-Virus in den Fokus stellen, sind die Berichte über "Aids-Erpresser" und über die "Desperados". Unter diesen beiden Gruppen sind allgemein HIV-Positive zu verstehen, die wissentlich und unter Vorsatz das Virus an andere weitergeben und damit zur Ausbreitung der Seuche beitragen. Dabei werden in den Medien verschiedene Motive für ihr Handeln genannt: Rachegelüste infolge der eigenen Infektion, Uneinsichtigkeit, Gedankenlosigkeit, Verzweiflung oder einfach schiere kriminelle Energie lassen diese Personen als Bedrohung erscheinen. Man muß davon ausgehen, daß es sich in beiden Fällen um einen sehr kleinen Kreis von Tätern handelt, der epidemiologisch nicht ins Gewicht fällt. Im Gegenzug wird ihnen jedoch, wie die Meldungen beweisen, überproportional große Bedeutung beigemessen.

Als ein Genre eigener Art haben sich verschiedene Wandersagen dem Thema Aids angenommen. Die Hauptdarsteller in diesen Geschichten sind die "Desperados", die unschuldige und gutgläubige Menschen mit dem tödlichen Virus infizieren und sich dabei ihrer gerechten Strafe entziehen. Festgenommen wurde bisher niemand.

2.1.1 Einzelpersonen: der Patient Null

Die Recherchen in den gängigen Tageszeitungen und Magazinen haben die Existenz gleich mehrerer "Patienten Null" ergeben. Der Spiegel nennt zum Beispiel den kanadischen Flugbegleiter Gaetan Dugas als den ersten rekonstruierten Aids-Fall.[54] Dugas soll jährlich mit etwa 250 Intimpartnern verkehrt und dabei das Virus weitergegeben haben. Die Darstellung des Falles fügt sich perfekt in das gängige Bild der "Hochrisikogruppen". Dazu schreibt Der Spiegel im Jahr 1987:

> "Hundertfach hat Gaetan Dugas die Welt umrundet, ein Jet-setter aus Beruf und Neigung. (...) Gern machte er in der Karibik Station, in San Francisco und Paris. Wenn die fröhliche, swingende 'gay community' ein Fest steigen ließ, war der Franko-Kanadier mit dem sanften Quebec-Akzent dabei. Irgendwo, vermutlich in Paris, hat er sich mit dem Virus infiziert, schon Mitte der siebziger Jahre. (...) Vor den ersten 248 US-amerikanischen Homosexuellen, die Aids zum Opfer fielen, haben sich nachweislich 40 bei Dugas oder einem seiner Sexualpartner angesteckt."

Die Lebensgeschichte des Gaetan Dugas erfüllt drei wesentliche Kriterien, die ihn zum glaubhaften Überbringer der Krankheit abstempeln: Ein hohes Maß an homosexueller Promiskuität, beträchtliche Mobilität und internationale Kontakte als wesentliche Voraussetzung der Ausbreitung von Aids vereinen sich in der Person des Kanadiers. Die Bild-Zeitung bringt es auf die griffige Formel:[55]

> "Jetzt enthüllt! Ein Steward hat uns Aids gebracht."

Zur gleichen Zeit wird als ein weiterer erster offizieller Aids-Fall die dänische Ärztin Margarethe Rask genannt. Sie starb im Alter von 47

[54] Der Spiegel (Nr. 47/1987, S. 242).

[55] Bild/Hamburg vom 26.9.1987.

Jahren am 12. Dezember 1977 im Rigshospitalet in Kopenhagen. Diagnostiziert wurde damals eine Lungenentzündung, die auf den schlechten Zustand ihres Immunsystems zurückgeführt wurde. Man nahm an, daß sie sich die Krankheit bei ihrer Arbeit in Zaire zugezogen hat. [56] Diese Version wurde auch in Rodger Spottiswoods Film "... und das Leben geht weiter" (USA 1987) wiedergegeben.

Ein anderer bekannter "Patient Null" ist der Amerikaner "Robert R." (sein vollständiger Name war in keiner Zeitung zu erfahren).[57] Als er 15 Jahre alt war, klagte er über Schmerzen im Hals, in den Beinen und den Genitalen. Die mehrmonatige Behandlung im Washington-Hospital in St. Louis blieb jedoch ohne Erfolg. Er verstarb dort 1969. Da die Ärzte damals vor einem medizinischen Rätsel standen, wurden Blut- und Gewebeproben eingefroren. Als Aids 1982 vermehrt in die Schlagzeilen tritt, erinnert sich einer der Ärzte an den Fall und analysiert die Proben, die erst nach langem Suchen wieder aufgefunden werden. 1986 schließlich werden die Proben auf Antikörper untersucht - mit positivem Testresultat. Die Frankfurter Allgemeine Zeitung dazu:[58]

> "Der zurückhaltende Robert R. war zwar infiziert, doch weil er vermutlich nur einige wenige Sexualpartner in St-Louis hatte, brachte er die Bombe nicht zur Explosion."

Zwei Jahre später berichtet Der Spiegel über den norwegischen Seemann Arne Vidar, bei dem schon 1966 die ersten Anzeichen einer HIV-Infektion festgestellt worden waren.[59] Der Mann, der als der "fast 1,90 Meter große, seefahrende Hüne" beschrieben wird, soll seine Frau und seine jüngste Tochter infiziert haben. Alle drei starben in kurzer Folge im Jahr 1976. Arne Vidar selbst habe sich, so sollen die Aufzeichnungen der Reederei ergeben haben, während einer Nacht in Mombasa angesteckt. Ermöglicht wurde der Nachweis der Infektion des Mannes durch die nachträgliche Untersuchung eingefrorener Seren.

In einem anderen Fall berichteten verschiedene Zeitungen im Jahr 1990 und 1994 von einem 25jährigen britischen Seemann, der schon 1959 an den Folgen von Aids in Manchester gestorben sein

---

56 Frankfurter Allgemeine Zeitung vom 30.10.1987.

57 Ärzte-Zeitung vom 30.10.1987.

58 Frankfurter Allgemeine Zeitung vom 30.10.1987.

59 Der Spiegel (Nr. 5/1989, S. 195f.).

soll.[60] Der Mann litt an einem Immundefekt und ist an den Folgen einer PcP[61] und einer Zytomegalievirus-Infektion[62] gestorben. Auch hier gelang der Nachweis durch die Untersuchung tiefgefrorener Gewebeproben.[63]

Eine weitere erste Person, die das Virus verbreitet haben soll, ist der fast schon legendäre "Mann aus New York".[64] Aufgespürt durch eine Sonderkommission der Centers for Disease Control, hatten die "CDC-Detektive" eine Person ausgemacht, die mit 40 anderen Personen in zehn Städten sexuellen Kontakt hatte. Die Existenz des Mannes aus New York wurde damals als weiterer Beweis dafür gehandelt, daß Aids eine sexuell übertragbare Krankheit ist. Auch sein Name wurde nicht bekannt.

Auch für Deutschland werden die ersten Aids-Toten dezidiert aufgeführt. Unter der Überschrift, daß nun die ersten deutschen Frauen an Aids verstorben sind, verweist die Bild-Zeitung auf die Umstände der Ansteckung.[65] Während die erste Tote sich bei ihrem hämophilen Lebensgefährten angesteckt hat, liegt die Ursache eines weiteren Ansteckungsfalles in einer Fernreise gegründet:

> "Die zweite Frau hatte sich Aids bei einer Reise nach Haiti geholt. Professor Steinbach vom Bundesgesundheitsministerium hat auch Unterlagen darüber, daß vor allem Frauen zwischen 25 und 40 gefährdet sind, die auf Reisen Sex mit Eingeborenen auf Haiti oder in Zentralafrika hatten."

Als ersten deutschen Aids-Fall nennt Der Spiegel einen homosexuellen Geiger, der 1978 in Köln an den Folgen eines Karposi-Sarkoms verstarb.[66]

---

60 Die Neue Ärztliche vom 9.7.1990; Ärzte-Zeitung vom 9.7.1990 und 28.4.1994.

61 Eine durch Pneumocystis carinii ausgelöste Lungenentzündung (Pneumonie). Sie ist heute durch die Inhalation des Medikamentes Pentamedin sehr gut therapierbar.

62 Eine Zytomegalievirus-Infektion wird durch Herpesviren hervorgerufen und bei einem intakten Immunsystem nicht einmal bemerkt.

63 die tageszeitung vom 23.5.1995 dementiert dann diesen Fall. Der Mann, nun als der Druckerlehrling David Carr vorgestellt, soll den Untersuchungen eines amerikanischen Forscherteams zufolge doch nicht an den Folgen von Aids gestorben sein.

64 die tageszeitung vom 20.11.1984.

65 Bild/Hamburg vom 19.10.1984.

66 Der Spiegel (Nr. 5/1989, S. 195f.).

2.1.2 Einzelpersonen: die "Aids-Erpresser"

In den Printmedien lassen sich immer wieder Artikel finden, die von Virusträgern berichten, die andere Personen vorsätzlich infizieren. Zum einen sind die Fälle der "Aids-Erpresser" anzuführen, in denen Personen, die HIV-infiziert sind oder dieses vorgeben, Mitmenschen mit Infektionsabsichten bedrohen. Häufig handelt es sich bei dieser Tätergruppe um Drogenabhängige und Kriminelle, die z.B. in U-Bahnen oder auf offener Straße unter der Androhung, zu beißen oder mit einer Spritze zuzustechen, ihre Opfer einschüchtern. Gelegentlich wird auch versucht, das Virus als Waffe einzusetzen. Dazu einige Beispiele aus jüngerer Zeit: Die Frankfurter Rundschau schildert einen Fall, der sich auf dem 4. Revier in Frankfurt am Main zugetragen hat und vor dem Frankfurter Landgericht verhandelt wurde.[67] Ein infizierter Drogenabhängiger soll sich nach seiner Verhaftung aus der Verwahrbox befreit und einen Fluchtversuch unternommen haben:

> "Mit den Worten 'Ich habe Aids! Jetzt stecke ich euch alle an!' versuchte er, in Richtung Fenster zu flüchten. Mehrere Polizeibeamte stellten sich ihm jedoch in den Weg, und es kam zu einem heftigen Gerangel, wobei auch ein Polizist verletzt wurde. Plötzlich, so die Anklageschrift, habe der Angeklagte einem der Polizisten seine blutende Hand (die er sich bei der Befreiung aus der Box geholt hatte, Anmerk. d. Autors) in dessen Wunde gerieben und gerufen: 'Jetzt hast du auch Aids!'"

Über einen weiteren Fall berichtet die Frankfurter Allgemeine Zeitung fast ein Jahr später.[68] Ein etwa 40 Jahre alter Mann überfällt in Mainz eine Poststelle. Der mit einer Faustfeuerwaffe ausgerüstete Täter ließ die Postangestellte wissen, daß er Aids habe und er sie beißen würde, falls sie die Kasse nicht öffnet. Obwohl der Mann bewaffnet ist, scheint die Infektionsabsicht, so die Darstellung in der Meldung, seinem Anliegen den größeren Nachdruck zu verleihen. Der Täter raubt schließlich 34.000 DM und entkommt. Ein anderer Fall wird aus Bayern berichtet. Ein Mann betritt in München-Pasing eine Reinigung unter dem Vorwand, einen Pullover reinigen lassen zu wollen. Mit vorgehaltener Pistole zwingt der infizierte Täter plötzlich die Angestellte zur Herausgabe der Kasse. Als er fliehen will, soll die Verkäuferin ihn gefragt haben, ob er seinen Pullover nicht mitnehmen wolle. Die Antwort lautete:

---

[67] Frankfurter Rundschau vom 6.4.1993.

[68] Frankfurter Allgemeine Zeitung vom 30.9.1994.

"Naa, die mir den g'strickt hat, hat mi' mit Aids ang'steckt.".

In diesem Fall setzte die Polizei auf die Mithilfe der Aids-Kranken, die den Räuber angesteckt haben soll.[69] Beide Fälle zeichnen sich dadurch aus, daß es sich im Grunde um typische Verbrechen handelt, bei denen eine Waffe eingesetzt wird. Dieser Aspekt tritt jedoch bei den Meldungen dadurch in den Hintergrund, daß sich der Täter als infiziert zu erkennen gibt. Das Bedrohungsmoment der Schußwaffe wird durch die angedrohte Weitergabe des Erregers überlagert.

Über eine andere Begebenheit, bei der das Virus direkt als Waffe eingesetzt wird, berichtet die Frankfurter Allgemeine Zeitung im Jahr 1994.[70] Ein Mann zapft einem HIV-positiven Freund mit einer Spritze Blut ab. Er dringt anschließend in die Wohnung seiner Ex-Freundin ein, überwältigt sie und injiziert ihr das Blut. Als Motiv gibt der Mann, der die Straftat 1993 in Amsterdam begeht, Rachegefühle an, weil seine Frau ihn verlassen hatte. Die mit der Spritze infizierte Frau, Mutter von zwei Kindern, hatte zum Zeitpunkt des Prozesses bereits Vollbildsymptome, so daß nicht sicher war, ob sie den Prozeßausgang noch erleben würde.

Unter der Überschrift "Ich hab Aids, ich steck' Euch alle an" berichtet die Welt am Sonntag gleich über eine ganze Reihe von Straftaten mit angeblich verseuchten Spritzen.[71] In der Meldung wird ein hoher Polizeibeamter zitiert, der die Ansicht vertritt, daß die zunehmende Bedrohung von Bürgern durch Aids-Anschläge nicht verharmlost werden darf. Weiter ist zu lesen, daß das Landeskriminalamt in Hessen im Zeitraum von 1990 bis 1996 mehr als 20 Fälle, bei denen Räuber oder Erpresser mit kontaminierten Spritzen Gewalttaten verübten, registrierte. Als Reaktion darauf wird erwogen, diesen Personenkreis im Polizeicomputer zu speichern, um Beamte vor diesem Typ von Straftätern besser schützen zu können. In München hat die Staatsanwaltschaft eine eigene Abteilung eingerichtet, die sich mit "Aids-Überfällen" beschäftigt.

---

[69] Süddeutsche Zeitung vom 13.10.1995.

[70] Frankfurter Allgemeine Zeitung vom 11.5.1994.

[71] Welt am Sonntag vom 14.1.1996.

2.1.3 Einzelpersonen: die "Desperados"

Über den Typ des "Desperados" lassen sich ebenfalls interessante Zeitungsmeldungen finden. Dieser Personenkreis ist auf einer rein sexuellen Ebene kriminell. "Desperados" gehen Sexualkontakte ein, um dabei eine oder mehrere Personen vorsätzlich zu infizieren. So zum Beispiel im Jahr 1995 der Fall einer HIV-positiven Irin, die in ihrem Heimatort Dungarvan im Süden Irlands mit 60 - 80 Dorfbewohnern ungeschützte Kontakte hatte und dabei mindestens fünf Männer infiziert haben soll.[72] Als Grund für die Aids-Vendetta gab die Frau an, sie habe sich an der Gesellschaft und an den Männern für ihre eigene Infektion rächen wollen. In diesem Fall kam dem Dorfpfarrer die heikle Aufgabe zu, von der Kanzel aus die männlichen Mitglieder seiner Gemeinde zum HIV-Test zu animieren. Ein anderer Fall aus dem gleichen Jahr beschreibt die Geschichte eines 13jährigen (!) Jungen aus der Ukraine, der absichtlich 15 Mädchen infizierte.[73] Die Motive des Jungen wurden mit dem Drogentod seiner Eltern in Verbindung gebracht, den er offenbar nicht verkraften konnte. Im Jahr 1994 berichten Zeitungen über den israelischen Professor Jeschajahu Demmer, der per Inserat Sexualkontakte suchte.[74] Der Positive soll mit bis zu 500 Männern sexuellen Kontakt gehabt und dabei eine unbekannte Anzahl von Personen angesteckt haben. Laut Frankfurter Rundschau soll er zu einigen seiner Studenten, Angehörigen der Friedenstruppe der UN im Libanon, Palästinensern und ausländischen Marinesoldaten Kontakt gehabt haben. Über seine Motive konnte der Israeli nichts mehr aussagen, da er erschlagen, vermutlich durch eines seiner Opfer, in seiner Wohnung in Haifa aufgefunden wurde. Sein Bekanntenkreis gab sich verwundert über seine Taten:

> "Studenten und Kollegen Demmers reagierten überrascht und schockiert über das 'Doppelleben' des 46jährigen. Er sei als Mensch so liebenswert gewesen, daß dieser Rachefeldzug gar nicht zu ihm passen wollte, erklärten sie übereinstimmend."

---

72 die tageszeitung vom 13.9.1995 und 19.9.1995; Süddeutsche Zeitung vom 13.9.1995 und 14.9.1995; Frankfurter Rundschau vom 13.9.1995.

73 Süddeutsche Zeitung vom 1.9.1995.

74 Tagesspiegel vom 8.11.1994 und Frankfurter Rundschau vom 8.11.1994.

Einen weiteren Fall berichtet die Bild-Zeitung auf der Titelseite:[75] Das "Liebes-Mädchen Sonja", 23 Jahre alt, soll in den 16 Monaten vor ihrer Verhaftung auf dem Straßenstrich mit 1.000 Männern sexuellen Kontakt gehabt haben. In der Form eines Steckbriefes ruft das Massenblatt die Freier dazu auf, sich bei der Polizei zu melden. Die Aufmachung der Meldung mit der Überschrift "Aids. Wer liebte diese Frau?" (mit Foto) erinnert, wie Wolfgang Pohrt in der Zeitschrift Konkret zu dieser Zeitungsmeldung anmerkt, an die Fahndungsaufrufe zur Ergreifung von RAF-Mitgliedern.[76]

"Desperados" existieren nicht nur vereinzelt in der Realität, sie sind auch in abgewandelter Form in der kollektiven Phantasie vorhanden. Mitte der achtziger Jahre tauchten in den USA die ersten Contemporary legends über Aids auf.[77] Bei den Aids-Sagen, die einige Jahre später auch in Europa erzählt werden, handelt es sich immer um zeitlich begrenzte und stereotype Episoden. Zwei unbekannte Menschen begegnen sich in einer öffentlichen Lokalität und verbringen schließlich eine Nacht oder gar einen Urlaub zusammen. Während der romantischen Liebelei wird eine Person vorsätzlich infiziert. Dazu zwei typische Fälle, die die Kernaussagen der vielen Abwandlungen der Aids-Wandersagen wiedergeben:[78]

a) Frau infiziert Mann: Ein Mann lernt eine Frau in einer Bar oder Disko kennen. Man verbringt schließlich die Nacht in einem Hotel miteinander. Am nächsten Morgen ist die "One-night-stand" - Bekanntschaft verschwunden. Auf dem Spiegel im Bad entdeckt der Mann den mit Lippenstift geschriebenen Satz: *"Welcome to Aids Member-Club"*. Der anschließende HIV-Antikörpertest fällt positiv aus.

b) Der umgekehrte Fall: Mann infiziert Frau: Eine Frau lernt im Urlaub einen ausländischen Mann kennen. Am Ende einer romantischen und amourösen Urlaubszeit gibt der Mann der Frau ein Geschenk mit nach Hause, mit der Auflage, dieses erst daheim zu öffnen. In der zu Hause geöffneten Schachtel liegt dann eine tote Ratte

75 Bild/Stuttgart vom 28.2.1987.

76 Pohrt (1987, S. 66ff.).

77 Contemporary legends lassen sich übersetzen mit Großstadtmythen, Wandersagen oder Sagen der Gegenwart.

78 Beide Fälle werden bei Schneider (1992) beschrieben. Sie sind auch dem Autor von Interviewpartnern in leicht abgewandelter Form verschiedentlich zugetragen worden.

mit einem Zettel, auf dem steht: *"Welcome to the Aids-Club"*. Auch hier fällt der anschließende HIV-Antikörpertest positiv aus.

2.1.4 Die Entstehungsbilder der Einzelpersonen

Die Beschreibung der Entstehung und Verbreitung von HIV/Aids durch die Printmedien am Beispiel von Einzelpersonen greift wesentliche Grundzüge der gesellschaftlichen Diskussion über das Virus auf. Aspekte der Mobilität, der Promiskuität, der Fremdheit, der (Homo-)Sexualität, der vielfältigen Subkulturen, aber auch der Kriminalität finden sich in den Geschichten über die Einzelpersonen wieder. Es lassen sich dabei Besonderheiten und Funktionen beschreiben, die für die Bilder der Einzelpersonen charakteristisch sind.

Durch die Abbildung der Krankheit anhand der Schicksale der "Patienten Null" wird ein tiefliegendes kollektives Bedürfnis befriedigt: Aids als etwas Menschliches zu beschreiben. Zu Beginn der Seuche wurde Aids als extreme Bedrohung empfunden, die im wesentlichen aus der Unkontrollierbarkeit des Virus resultierte. Die martialische Sprache, mit der die Wirkungsweisen von HIV auch heute noch beschrieben werden (Sex-wars, Aids-Krieg etc.), sind ein Teil dieser Angst. Über die Biographien der ersten Opfer wollte man sich dem Virus nähern. Damit wird natürlich auch die Phantasie genährt, HIV habe einen menschlichen Ursprung. Wesentlich ist aber auch, als welche Art von Personen die ersten Opfer beschrieben werden. In ihrer Internationalität als Seemann, als Steward oder als dänische Ärztin, die in Zaire ihren Beruf versah, miteinander verbunden sind sie normalen Jobs nachgegangen, und ihr Verhalten wird keiner Kritik unterzogen. Die "Patienten Null" werden nicht als "aktive Verursacher" in den Fokus der Berichterstattung gesetzt. Die ersten Opfer wußten nichts von der Existenz des Virus und konnten über den Hintergrund ihrer tödlich verlaufenden Erkrankung von den ratlosen Ärzten nicht aufgeklärt oder gar geheilt werden. Man kann sie lediglich als passive Verursacher beschreiben.

Obwohl bei HIV-Positiven allgemein von Opfern gesprochen wird, klingt zumeist der subtile Vorwurf der "Selbst-Schuld" mit. Ihren Niederschlag findet diese weitverbreitete kollektive Grundhaltung in der sozialen Ausgrenzung und in den Anfeindungen, denen Betroffene häufig ausgesetzt sind. Ihre Infektion wird als Folge ihres gesellschaftlichen Fehlverhaltens gedeutet.[79] Nach wie vor empfehlen Fachleute, den positiven Serostatus geheimzuhalten.[80] Die "Patienten Null" werden jedoch überwiegend als unschuldige, tragische Opfer dargestellt, für deren Infektion u.a. zivilisatorische Veränderungen (Mobilität) verantwortlich sind, deren Gefahren nicht absehbar waren. Die Personifizierung von Aids - als Reduktion von Komplexität - erlaubt somit eine Beschreibung der ersten Virusträger als Opfer, mit deren Biographien man sich, im Gegensatz zu den anderen Hauptbetroffenengruppen, am ehesten identifizieren kann. Die Personifizierung der Krankheit hat dazu beigetragen, die anfängliche Unheimlichkeit der neuen Seuche auf das Schicksal von einzelnen zu reduzieren, wodurch die Frage nach der eigentlichen Herkunft des Virus überlagert wird. In Gestalt des ersten Opfers wird eine Konkretisierung der Gefahr möglich, die sonst als diffus und daher allgegenwärtig wahrgenommen wird. Mit einem Mal steht die Biographie eines einzelnen im Vordergrund, von dem man sich distanzieren kann, aber durch die personenbezogene Beschreibung wiederum auch nähern kann. Einen ähnlichen Beitrag zur Personifizierung der Krankheit hat auch die Popularität einiger Personen, die Aids zum Opfer gefallen sind, geleistet: der Philosoph Michel Foucault, die Schauspieler Rock Hudson, Tony Richardson, Klaus Schwarzkopf, Horst Binek, Kurt Raab, Anthony Perkins, der Rockmusiker Freddie Mercury, der Tänzer Rudolf Nurejew und der Tennisspieler Arthur Ashe sind an den Folgen von HIV gestorben. Ihre Bekanntheit hat Aids nicht nur den Charakter einer "demokratischen Krankheit" gegeben, die auf soziale Unterschiede erst einmal keine Rücksicht nimmt. Der Tod der Stars hat auch dazu beigetragen, daß das Sterben ein Gesicht bekam, das man kannte.

Die Berichte über die "Patienten Null" als Opfer bilden zugleich das Pendant zum Täter, die als der "Aids-Erpresser" und als der "Desperado" in Erscheinung treten. Obwohl die meisten Infektionen weniger spektakulär geschehen, stellen die Medien diesen Typ in den

---

79 Die einzige Ausnahme bilden hier die Bluter und selten auch Kinder von HIV-positiven Frauen.

80 Dem Autor ist klar, daß viele Selbsthilfegruppen und semi-politische Gruppen wie "Act Up" einen wesentlichen Teil ihrer gesellschaftspolitischen Erfolge aus einem offensiven Umgang mit der Krankheit beziehen. Die Bekanntgabe des eigenen Serostatus setzt allerdings eine stabile Psyche und ein akzeptierendes soziales Milieu voraus. Letzteres ist gerade in ländlichen Gebieten selten gegeben.

Vordergrund. Das Bild, das von diesen Tätern vermittelt wird, entspricht der Vorstellung, die wir von dem Virus haben. Es ist heimtückisch, schlau, verwandlungsfähig, überzählig und natürlich tödlich. Es ist nicht erkennbar und verbirgt seine morbiden Absichten unter einer Tarnkappe äußerer Normalität. Die ernüchternde Frage lautet: Wie soll man sich vor diesem Täterkreis schützen? "Aids-Erpresser" können an jeder Ecke lauern und ihre Opfer wahllos aussuchen; ein Schutz ist hier nicht möglich. "Desperados" geben sich nicht zu erkennen, und daher ist man ihnen, will man nicht jeglichen Kontakt zur Außenwelt meiden, ebenfalls ausgeliefert. Das Bild, das sich aus diesem Täterprofil generiert, übersetzt die Hilflosigkeit, mit der die Aids-Pandemie empfunden wird.

Bei den "Desperados" werden fast ausschließlich Meldungen aus dem Ausland wiedergegeben. Daß diese in deutschen Medien erscheinen, liegt wohl auch an der Kuriosität der Fälle. Das Motto könnte lauten: Das Unwahrscheinliche wird wahrscheinlich. Eine Frau beschläft in einer irischen Kleinstadt eine hohe Anzahl von Männern, die soziale Kontrolle, in kleineren Städten oft immanent, versagt und rekonstituiert sich im kollektiven Antikörpertest, vom Pfarrer der Gemeinde angemahnt. Menschen mit hohem Sozialprestige wie der Professor aus Israel, infizieren vorsätzlich 500 Personen, wobei die Spekulation über die Motive dem Leser überlassen wird. Oder der dreizehnjährige Junge aus der Ukraine, der an der Schwelle zur Geschlechtsreife mehr als ein Dutzend Mädchen infiziert. Ähnlich kurios wirken auch die Inhalte der Wandersagen. Ingo Scheider (1992) hat sich mit dem Verhältnis von Sage und Wirklichkeit zum Thema Aids auseinandergesetzt. Angeregt durch Zeitungsmeldungen und Fernsehnachrichten recherchierte Schneider mündlich weitergetragene Geschichten über die vorsätzliche Verbreitung von HIV. Diese Contemporary legends[81]

> "müssen grundsätzlich immer als Indikatoren für vergangene oder gegenwärtige gesellschaftliche Realitäten gesehen und analysiert werden."

Das Bemerkenswerte an diesen Geschichten ist die verwobene Nähe des Erzählers zum Opfer. Das Muster der Wandersagen besteht darin, daß viele jemanden kennen, der eine Gewährsperson nennen kann, die diesen Fall miterlebt hat oder im engen Kontakt mit der betroffenen Person stand. Der Wahrheitsgehalt dieser Geschichten

---

[81] Schneider (1992, S. 3).

ist nicht unbedingt in Zweifel zu ziehen.[82] Jedoch ist die angenommene Häufigkeit dieser Vorfälle, die dadurch erzeugt wird, daß viele Menschen die Geschichte kennen und erzählen, stark übertrieben. Charakteristisch für Wandersagen sind auch die traumatischen Qualitäten des Inhaltes. Die exotische Ausgangssituation, der "One-night-stand" bzw. der Urlaubsflirt, wird konterkariert durch die vorsätzliche Infektion durch den Sexualpartner. Die angstbesetzte Botschaft ist eindeutig: Laß` Dich nicht mit Fremden ein! Das Aufkommen dieser Sagen, bei denen es um heterosexuelle Kontakte geht, stand im (auch zeitlichen) Zusammenhang mit der kollektiven Angst, das Virus werde die bekannten Betroffenengruppen verlassen. Der promiskuitive, heterosexuelle Mensch kann sich, so die Befürchtungen der Epidemiologen Mitte der achtziger Jahre, nicht mehr sicher sein. Nicht nur deshalb, weil das Virus existiert und Ausbreitungsmustern folgt, die nicht unbedingt den gängigen Vorurteilen entsprechen. Sondern auch, und das ist die Botschaft der Wandersagen, weil es durch unbekannte, die intime Situation ausnutzende Personen aggressiv weitergegeben wird. Die in den Aids-Wandersagen formulierten Ängste und Befürchtungen entsprechen dabei in vielerlei Hinsicht den seuchenpolitischen Überlegungen des Bayerischen Maßnahmenkataloges. Die Kernpunkte des Bayerischen Sonderweges zielen auch auf die Identifizierung und Isolierung von Virusträgern als potentielle Täter ab.

Die Geschichten der Einzelpersonen vermitteln zudem ein Gefühl der Ohnmacht und des Ausgeliefert-Seins: der britische Seemann der um die Welt fuhr, die dänische Ärztin, die in Zaire arbeitete, und der kanadische Steward, der um die Welt flog. Ihnen gemeinsam ist eine für damalige Zeiten hohe Mobilität und eine Vielfalt internationaler Kontakte. Sie sind in der Darstellung der Medien ihrem Job nachgegangen und haben sich einer unbekannten Gefahr ausgesetzt. Vor ihrer Infektion konnten sie sich nicht schützen, und in den Berichten werden über die Umstände der Ansteckung keine klaren Angaben gemacht. Ein ähnliches Ohnmachtsgefühl vermitteln die Geschichten über die "Aids-Erpresser" und die "Desperados". Sie werden als Gefahr wahrgenommen, und gleichwohl erscheint es unmöglich, ihnen zu entgehen. Entweder tauchen diese Einzelpersonen überfallartig auf (als „Aids-Stecher") oder sie tarnen ihre Absichten mit Hilfe ihres sozialen Status (der Professor aus Israel) oder durch

---

[82] Ingo Schneider, der einige dieser Fälle recherchierte, konnte keine Anhaltspunkte dafür finden, daß sich die Geschichten auch wirklich zugetragen haben.

eine intim-verbindliche Situation. Die Kuriosität der verschiedenen Storys steht in erheblicher Diskrepanz zu den alltäglichen Infektionsumständen. Die meisten Infektionen haben sich weniger dramatisch und exotisch abgespielt. Insofern können die Geschichten der Einzelpersonen als kollektiver Abwehrmechanismus der Aids-Gefahr gedeutet werden. Die empfundene Unheimlichkeit von Aids, der sich viele mit metaphysischen, religiösen oder transzendentalen Deutungskonzepten zu erwehren versuchen, stellt eine latente Bedrohung der Sicherheit des eigenen Lebens dar. Abgewehrt wird diese Angst auch durch eine Delegation der Aids-Gefahr ins Fremde und in die Kriminalität. In der Berichterstattung erscheinen sie als exotische Fremde, die irgendwo auf der Erde lebten. Aids in seiner konkreten Form als Krankheit ist somit weit weg von uns und wird nicht direkt mit unserem Lebensraum assoziiert. Dadurch wird der normale Alltag entlastet und die Gefahr bleibt in der exotischen Fremde lokalisierbar und damit scheinbar kontrollierbar.

Eine Erklärung für die psychosozialen Motive der "Desperados" und einzelner "Aids-Stecher" liefert Rolf Rosenbrock (1988). Kurz nach dem Aufkommen des Antiköpertests im Jahre 1985 waren sich gerade viele Ärzte nicht über die Folgen eines positiven Testergebnisses für ihre Patienten im klaren. Rosenbrock stellt sich kritisch gegen eine unreflektierte und massenhafte Anwendung der Testverfahren zur Bestimmung des Serostatus. Er leitet sein Plädoyer aus dem Grundgebot der ärztlichen Heilkunst ab, das besagt, daß dem Patienten durch medizinische Maßnahmen kein zusätzlicher Schaden (nil nocere) zugefügt werden darf. Zu den iatrogenen[83] Folgen zählen die psychischen und sozialen Auswirkungen der Testung insbesondere dann, wenn das Ergebnis positiv ausfällt. Rosenbrock nimmt an, daß an der Mitteilung eines positiven Testergebnisses fast die Hälfte der Probanden erkrankt - gemessen an der Definition der Reichsversicherungsordnung.[84] Zu den Symptomen zählen behandlungsbedürftige Depressionen, Anomie, Panik, Hysterie und der Verlust rationaler Handlungskontrolle. Es ist anzunehmen, so Rosenbrock, daß es bei jedem Tausendsten zum Selbstmord kommt.

---

[83] Durch ärztliches Handeln bedingte gesundheitliche Schäden.

[84] Rosenbrock (1988, S. 27).

2.2 Die Entstehung von HIV/Aids durch Institutionen und soziale Gruppierungen

> "Und wie immer, wenn ein warmer Geldregen die Landschaft befeuchtet, sprossen die Organisationen, die sich des Themas und des Etats bemächtigen wollten, wie Pilze aus dem Boden. In Therapiegruppen, Beratungsstellen und Selbsthilfeorganisationen wurde arbeitslosen Sozialarbeitern und Psychologen die Chance gegeben, wieder zu Brot und Lohn zu kommen. Böse Zungen kamen gar zu dem Schluß, daß von der Krankheit Aids mehr Menschen lebten, als daran erkrankt seien." Schweine müssen nackt sein (Napoleon Seyfarth)

Das plötzliche und endemische[85] Auftreten des HI-Virus zu Beginn der achtziger Jahre führte bei einigen Wissenschaftlern, Experten, Betroffenen und Nichtbetroffenen zu der Annahme, daß Aids ein Werk des Menschen selbst sein müßte. Da man, wie schon im Kapitel über die Einzelpersonen deutlich wurde, einem einzelnen die Produktion des Krankheitserregers nicht zutraute, mußten es eine größere soziale Gruppierung oder mehrere davon getan haben.[86] Denn die Erschaffung und anschließende Verbreitung eines Virus setzt Ressourcen und eine Infrastruktur voraus, über die Einzelpersonen in der Regel nicht verfügen. Die Kernfragen lauteten also: Wer besaß das technische Know-how, diesen pathogenen Erreger zu züchten? Und: Wer konnte ein Interesse an seiner Verbreitung und deren Folgen haben? "Die, denen man alles zutraut und die, die an der Seuche verdienen," lautete die vorurteilsreiche und schlichte Antwort. Tatsächlich geriet eine große Anzahl politischer, ziviler und militärischer Einrichtungen in den Verdacht, ursächlich an der Herstellung oder zumindest an der Verbreitung der Krankheit aus Eigeninteresse mitgewirkt zu haben.

In den folgenden Ausführungen wird deutlich werden, daß es grundlegende Unterschiede bei diesen Entstehungsansätzen auf der Ebene der Institutionen gibt. Die verschiedenen (teilweise konspirativ anmutenden) Ansätze lassen sich in drei Kategorien gliedern. Dabei kommt es bei den Verfechtern der Ansätze vereinzelt zu Überschneidungen.

---

[85] Nur in einem begrenzten Gebiet auftretende Krankheit.

[86] Dem Autor ist eine Ausnahme bekannt: Segals Vorwurf, Gallo habe das Virus geschaffen. Diese Annahme hat aber keine Popularität erfahren. Vgl.: Frankfurter Rundschau vom 5.2.1988.

Den wohl größten Verbreitungsgrad hat die von dem Ostberliner Biologen Jakob Segal aufgestellte Behauptung erlangt, der amerikanische Geheimdienst CIA hätte das Virus in die Welt gesetzt. Dieser "HIV-Aids-kausale" Ansatz geht von der tatsächlichen, von Menschenhand erzeugten Existenz des Virus aus. Außerdem glauben seine Anhänger an die Gefährlichkeit des Erregers. Denn nicht alle Ansätze beinhalten die Pathogenitätannahme. So zweifelt der angesehene Molekularbiologe Peter Duesberg zum Beispiel nicht an der Existenz des Virus, hält ihn aber für weitgehend ungefährlich. Duesberg glaubt allenfalls an eine Korrelation zwischen HIV und Aids ("HIV-Aids- korrelativer" Ansatz). Die Symptome, die unter Aids subsumiert werden, werden seiner Ansicht nach durch andere Einflüsse hervorgerufen. Duesberg ist damit gleichzeitig ein massiver Vertreter und Wegbereiter der "Ko-Faktoren-Theorien", die u.a. Aspekte des persönlichen Lebensstils ins Zentrum der Aids-Entstehung rücken. (Diese "Life-Style-Theorien" werden in Kapitel "Aids als Problem moderner Gesellschaften" ausführlich behandelt.) Duesberg glaubt, daß die Interessen verschiedener Institutionen und sozialer Gruppierungen und wissenschaftliche Fehleinschätzungen über das Virus die Verbreitung der Seuche begünstigen. Während Duesberg in erster Linie wissenschaftlich argumentiert und von medizinischen Fehlannahmen bei der gängigen Aids-Ätiologie ausgeht, nehmen die Vertreter eines weiteren Ansatzes ausschließlich die Nutznießer dieses "Irrtums" ins Visier. Diese dritte Kategorie ist der "HIV-Aids negierende" Ansatz, bei dem das Vorhandensein des Virus kaum noch eine Rolle spielt. Die Vertreter dieser Denkrichtung konzentrieren sich auf die Aids-assoziierten Symptome und machen politische und industrielle Einrichtungen für diese verantwortlich. Im Gegensatz zu den ersten beiden Ansätzen wird der HIV-Aids negierende Theorieansatz nicht häufig in den Printmedien behandelt. Die wenigen Artikel jedoch werden ergänzt aus "grauer Literatur". Umfangreiches Material zu diesem Ansatz findet man in konzentrierter Form u.a. bei Jon Rappoport[87], in einigen Veröffentlichungen des Ehlers-Verlages[88] und bei der Pädagogischen Arbeitsstelle in Dortmund (pad). Dieser Kleinverlag, der sich auch als "Initiative für eine

[87] Rappoport (1990).

[88] raum & zeit (1990).

unabhängige Aids-Aufklärung" versteht, vertreibt eine größere Anzahl von Schriften dieser Art. Die Tabelle 2 zeigt die zentralen Fragen der unterschiedlichen Ansätze im Überblick.

Tabelle 2: Übersicht der Entstehungsmodelle von HIV/Aids durch Institutionen

	HIV-Aids-kausal	HIV-Aids-korrelativ	HIV-Aids-negierend
Beschuldigte Institution oder soziale Gruppen	CIA, Pentagon, amerikanisches Militär	Forscher und Wissenschaftler	Großkonzerne, Multis
Was wird vorgeworfen?	Die Erzeugung des Virus	Falsche Einschätzung der Gefährlichkeit des Virus	Das Profitieren von der Virustheorie
Herkunft des Virus	Zentraler Aspekt. Stammt aus Bio-Waffenforschung	Unbestimmt. Lediglich „Marker" für gestörtes Immunsystems	Unbestimmt. Kein wichtiger Aspekt
Was verursacht Aids?	Das HI-Virus	Ko-Faktoren (Drogen etc.)	Folgen industrieller Großproduktion

2.2.1 Die HIV-Aids-kausalen Ansätze

2.2.1.1 Die CIA-Theorie

Sozusagen ein Klassiker unter den Entstehungsbildern der Institutionen ist die Verschwörungstheorie des Ostberliner Professors Jakob Segal. Gemeinsam mit seiner Frau entfachte Segal Ende 1986 erneut spektakulär die Diskussion über die Entstehung des HI-Virus, die schon einmal intensiv in den Jahren 1983/84 geführt worden war.[89] Er leitete langjährig den Fachbereich Biologie an der Humboldt-Universität in Ost-Berlin und verstarb im Jahr 1996.

89 Boes hat in seiner inhaltsanalytischen Untersuchung für den Zeitraum von 1982 bis 1989 darauf hingewiesen, daß immerhin 7% (FAZ) und 13% (Die Welt) der Meldungen über den Ursprung der Krankheit sich auf die USA-Theorie (also CIA) bezogen.

Segal vermutet die Entstehung des HI-Virus in Fort Detrick (US-Bundesstaat Maryland) in einem P4-Hochsicherheitslaboratorium mit der Nummer 550. Er nimmt an, daß in dem Labor, das dem Pentagon untersteht, in den frühen siebziger Jahren pathogene Manipulationen an Keimen zur Entwicklung biologischer Waffen vorgenommen wurden. Im Jahr 1972 war beschlossen worden, das Labor aufgrund international ratifizierter Vereinbarungen für zivile Zwekke umzurüsten. Dies geschah aber trotz massiver finanzieller Aufwendungen nicht. Laut Segal wurde dort Ende 1977 mit der Produktion pathogener Stoffe begonnen.[90] Zu diesem Zeitpunkt soll auch der Aids-Erreger entwickelt worden sein. Segal vertritt die Meinung, daß es sich bei dem Virus um einen nahen Verwandten des Erregers, der bei Schafen die Visna-Krankheit[91] auslöst, handelt. Dieser Virus gehört ebenfalls zur Familie der Lenti-Viren, die lange Zeit im Körper vorhanden sein können, ohne eine Erkrankung auszulösen. Das HI-Virus ist seiner Überzeugung nach eine Chimäre des Visna-Erregers und des HTLV-I.[92]

Freigesetzt wurde das Aids-Virus, so die Behauptung des Biologen, durch Menschenversuche[93], bei denen die Wirksamkeit diverser biologischer Kampfstoffe, also auch von Krankheitserregern, getestet wurde:[94]

> "Bei Versuchen mit neuen 'Impfstoffen' wurden in Fort Detrick zu lebenslangen Haftstrafen verurteilte Häftlinge als freiwillige Testpersonen verpflichtet."

90 Segal, Heym (1987, S. 22).

91 Visna-maedi-Virus: Ein Lentivirus, der bei Schafen zu einer Immunschwächekrankheit führen kann.

92 HTLV = Abkürzung für Human T-cell Leukemia Virus. Der später entdeckte Typ III ist identisch mit HIV-1, der europäischen Variante des HIV.

93 Eine ähnliche Idee liefert Jon Rappoport (1990, S. 39ff.) in seinem Buch "Fehldiagnose Aids". Unter der Kapitelüberschrift "Kann ein Gefängnisexperiment Aids verursachen?" führt Rappoport diverse Berichte über Versuche an Häftlingen in amerikanischen Haftanstalten und psychiatrischen Anstalten an. Bei den Einsitzenden soll es sich u.a. um Personen gehandelt haben, deren Sexualverhalten als abweichend empfunden wurde. Ihnen wurde, zum Teil unter Androhung lebenslänglicher Gefängnisstrafen, das Zugeständnis für medizinische Experimente abgenötigt, bei denen auch Pharmahersteller mitgewirkt haben. Rappoport kommentiert die Folgeschäden dieser Versuche am Menschen mit dem Hinweis, daß man diese Symptome nun als Aids oder Prä-Aids-Symptome einstuft.

94 Frankfurter Rundschau am Abend vom 13.6.1988.

Ihnen wurden als Gegenleistungen für die Teilnahme an den Experimenten Hafterleichterung und die vorzeitige Entlassung in Aussicht gestellt. Die Versuchspersonen wurden mit den Viren infiziert, die dann jedoch außer den Symptomen des HIV-typischen Primäreffektes (leichtes Fieber, Magen- und Darmprobleme, Hautausschläge etc.) keine weiteren Krankheitsanzeichen ausbildeten. Die Symptome der Erstinfektion verschwanden nach kurzer Zeit wieder, so daß man annahm, einen relativ harmlosen Erreger entwickelt zu haben. Den Übertragungsweg in die Außenwelt erklärt Segal bei einem Vortrag an der Ludwig-Maximilians-Universität im München. Dazu schreibt die Frankfurter Rundschau am Abend:[95]

> "Daß das Virus trotz größter Sicherheitsauflagen 'entwischen' konnte, verdankt es seiner langfristigen Wirkung. Die Strafgefangenen, die sich um den Preis der Freiheit als 'Versuchskaninchen' zur Verfügung stellten, wurden als gesund entlassen, das Virus als unbrauchbar klassifiziert."

Da der US-Staat Maryland nicht weit von der Stadt New York entfernt liegt, so die These Segals, hätten sich die Entlassenen in die naheliegende Metropole begeben, wo dann auch 1979 einige der ersten Fälle auftraten. Daß Aids zuerst in Schwulenkreisen ausbrach, erklärt Segal mit den homosexuellen Praktiken, die in Gefängnissen nicht ungewöhnlich sind. Seiner Ansicht nach haben die ehemaligen Häftlinge ihre sexuellen Neigungen in der Freiheit dann beibehalten und das Virus weitergegeben.[96]

So eigenwillig die Theorie von Segal heute auch anmutet, der Vorwurf des vorsätzlich produzierten und verbreiteten Virus - wohl auch unabhängig von seinem Urheber - hat Mitte der achtziger Jahre auf höchster politischer Ebene eine bedeutende Rolle gespielt.[97] In den sowjetischen Medien erschienen seit 1985 wiederholt Berichte, in denen die USA beschuldigt wurden, das Virus im Rahmen eines Programmes zur biologischen Kriegsführung hergestellt zu haben. Allein im ersten Halbjahr 1987 sind US-amerikanischen Zählungen zufolge

---

[95] Frankfurter Rundschau vom 5.2.1988.

[96] Segal im Gespräch mit Stefan Heym: "Wer viele Jahre Gefängnis hinter sich hat, wird früher oder später homosexuelle Gewohnheiten annehmen. Es ist also durchaus verständlich, daß diese Homosexuellen, ob sie es von vornherein waren oder es im Gefängnis wurden, (...), nach ihrer Entlassung sich in New York weiter im homosexuellen Milieu aufhielten". Vgl.: Kruse (1987, S. 24).

[97] Der Spiegel (Nr. 46/1986, S. 97).

in sowjetischen Zeitungen 32 Artikel erschienen, in denen die USA direkt als Produktionsort des Aids-Virus bezichtigt wurde.[98] Bereits ein Jahr zuvor hatte der US-amerikanische Botschafter in der Sowjetunion, Hartmann, in Briefen an zwei große sowjetische Zeitungen, die jene Artikel mitpubliziert hatten, protestiert. Spektakulär war eine Karikatur der Zeitung "Prawda" vom 31.10.1986, in der ein Arzt einem US-amerikanischen Offizier ein Becherglas mit der Aufschrift "Aids-Virus" überreicht, in dem Hakenkreuze eingetaucht sind.[99] Der Sprecher des Außenministeriums in Washington, Charles Redman, ging davon aus, daß solche in sowjetischen Medien zitierte Behauptungen offensichtlich dazu dienten, die USA im Ausland zu diskreditieren.[100]

Auch in einigen afrikanischen Staaten wie Uganda, Senegal und Simbabwe wurden diese Verdächtigungen übernommen.[101] Der Verdacht, die US-amerikanische Regierung sei an der Herstellung und Verbreitung von Aids interessengeleitet beteiligt gewesen, mündete gelegentlich auch in der Unterstellung eines Genozidversuchs gegen die afrikanische Bevölkerung. Der Spiegel beschreibt in einer Ausgabe im Januar 1991 einige Mutmaßungen Farbiger:[102] Zum Beispiel etwa, daß der afro-amerikanische Rap-Musiker Kool Moe Dee in einer US-amerikanischen Talk-show behauptet hat, daß Aids ein Teil einer gegen Farbige gerichteten Kampagne zur Säuberung Amerikas sei. Wirksame Medikamente würden deshalb, obwohl sie schon längst entwickelt sind, nicht zugelassen. Auch der New Yorker Aids-Experte Ronald Johnson geht davon aus, daß nicht nur[103]

> "(...) Schwarze mit bescheidenem Einkommen, sondern die Mittelklasse, die Bessergestellten - alle - den Verdacht hegen, die afroamerikanische Minderheit sei gezielt mit dem Immunschwäche-Virus infiziert worden."

Laut einer Umfrage der New York Times mochten 29 Prozent der schwarzen Befragten nicht ausschließen, daß HIV vorsätzlich in einem Labor geschaffen wurde, um Farbige zu infizieren. Gelegentlich wird, wenn auch nicht direkt den US-Amerikanern, so doch den Weißen die Schuld an Aids gegeben. Simbabwes Vize-Präsident Joshua

---

98 Neue Zürcher Zeitung vom 5.11.1987.

99 Frankfurter Allgemeine Zeitung vom 10.11.1986.

100 Ärzte-Zeitung vom 6.11.1986.

101 Neue Zürcher Zeitung vom 5.11.1987.

102 Der Spiegel (Nr. 2/1991, S. 128ff.).

103 ebd.

Nikomo beschuldigte anläßlich der Beerdigung seines an den Folgen von Aids verstorbenen Sohnes die Weißen, das Virus in das Land eingeschleppt zu haben.[104] Nikomo glaubt, die Weißen wollen die schwarze Bevölkerung auslöschen, um sich anschließend deren Besitz anzueignen.

2.2.1.2 Aids als Folge der Medikamentenforschung

Eine Ergänzung findet die Verschwörungsvariante Segals durch den Verdacht, Aids sei ein - wenn auch unbeabsichtigtes - Forschungsprodukt derer, die eigentlich für die Bekämpfung von Krankheiten zuständig sind: der medizinischen Wissenschaftler. Sie werden beschuldigt, durch ihre Arbeiten die Verbreitung des Virus ermöglicht, die Gefährlichkeit des Virus mitverschuldet bzw. das Virus erzeugt zu haben.[105]

Schon im Sommer 1983 wurde in Deutschland der Verdacht geäußert, Aids könnte durch einen Impfstoff übertragen werden. So soll zum Beispiel ein durch den französischen Hersteller "Pasteur" vertriebenes Präparat zur Gelbsucht-Prophylaxe (Hevac B) den Erreger übertragen haben.[106] Begründet wurde der Verdacht durch den hohen Anteil homosexueller Blutspender. Diese haben, so die Abendzeitung aus München weiter, oft eine Gelbsucht durchgestanden und somit die entsprechenden Antikörper im Blut, die für die Herstellung des Stoffes notwendig sind. Durch unzureichende Inaktivierungsverfahren soll das HI-Virus im Medikament überlebt haben. In den folgenden Jahren tauchte immer häufiger die These auf, Aids sei eine unbeabsichtigte Folge der Arzneimittelforschung. Die Impfstoff-Forschung und somit auch die Pharmaproduzenten gerieten immer häufiger in die Medien. Im August 1988 schreibt die Frankfurter Rundschau über biochemische Forschungsarbeiten, bei denen menschli-

---

[104] Westdeutsche Allgemeine Zeitung vom 22.4.1996.

[105] Unerwähnt bleiben hier die Blut-Aids-Skandale. Bei ihnen ging es ausschließlich um die Übertragung des Virus durch Blutprodukte. Die direkte Entstehung von Aids wurde in diesem Zusammenhang nicht diskutiert.

[106] Abendzeitung München vom 11.7.1983 und Süddeutsche Zeitung vom 29.10.1992.

ches Lymphon-Material auf Affen übertragen wurde und wahrscheinlich die Pathogenität des Virus ausgelöst wurde:[107]

> "Dadurch könnten Viren aktiviert und dann von einer Affengruppe auf die andere übertragen worden sein. Durch den häufigen Wirtswechsel könnte sich die Pathogenität und die Wirtsspezifität der Viren verändert haben."

Diskutiert wird auch ein direkter Zusammenhang mit der Entwicklung von Impfstoffen. In den fünfziger Jahren wurden Polio-Viren auf einem Nährmedium gezüchtet, das aus Affennierenzellen bestand. Dadurch hätte der Artensprung erfolgen können. Im März 1992 wurde dieser Verdacht, ausgelöst durch einen Artikel der amerikanische Zeitschrift "Rolling Stone", auch in Deutschland erneut diskutiert. Die tageszeitung berichtete über die Thesen des Autors des Artikels, Tom Curtis.[108] Demnach wurde der von Jonas Salk erfundene Polio-Impfstoff in einer mit HI-Viren kontaminierten Variante an Hunderttausenden von Menschen im Kongo verwendet. Damals gelang es nicht gleich zu Anfang, virenfreie Nährböden zur Impfstoffentwicklung herzustellen. Die Viren sollen bei der Polio-Schluckimpfung durch die Schleimhäute aufgenommen worden sein.

Einige Monate vorher hatte schon der englische Wissenschaftler und Arzt Charles Gilks von der Universität Oxford in der Zeitschrift "nature" über eine ähnliche Variante der Entstehung von Aids geschrieben.[109] Seiner Ansicht nach konnten sich bei Experimenten zur Malariaforschung Menschen mit dem infizierten Blut von Schimpansen und anderen Affen angesteckt haben. Auch Gilks nimmt als möglichen Zeitpunkt der Übertragung die erste Hälfte des Jahrhunderts ins Visier. Der Brite soll in den Archiven auf die Versuchsprotokolle zweier Ärzte gestoßen sein, die sich vor 70 Jahren bei Selbstversuchen Schimpansenblut injiziert hatten, um die Übertragungsmöglichkeit der Affenmalaria auf den Menschen zu prüfen.[110] Gilks fand weiter heraus, daß bei den Forschungsarbeiten mindestens 34 Personen Affenblut gespritzt worden war; in einigen Fällen dienten diese wiederum vielen anderen als Blutspender. Die Hamburger Rundschau ergänzt die Malaria-Impf-Theorie um den Verdacht, daß die Verwendung pürierter Tierhoden gegen geistigen und körperli-

107 Frankfurter Rundschau vom 13.8.1988.

108 die tageszeitung vom 27.3.1992.

109 Der Tagesspiegel vom 29.11.1991.

110 Der Spiegel (Nr. 49/1991, S. 288).

chen Verfall bei Patienten die Epidemie auslöst habe.[111] In den 30er Jahren wurde aus Mangel an reinen Sexualhormonen (Testosteron) auf diese tierischen Stoffe zurückgegriffen.

2.2.2 Die erfundene Annahme der Pathogenität (HIV-Aids-korrelativ)

Zwei Jahre nachdem die CIA-Theorie bekannt geworden war, sorgten die Ausführungen des deutschstämmigen Molekularbiologen Peter Duesberg in diversen Printmedien für Schlagzeilen.[112] Als angesehener Pionier der Retrovirologie, Mitglied der amerikanischen Nationalen Akademie der Wissenschaft und Inhaber eines Lehrstuhls in Berkeley sorgte er für ein anders geartetes Aufsehen als der damals schon unter Senilitätsverdacht stehende Jakob Segal. Die Duesberg-Thesen, wie sie fortan genannt wurden, orientierten sich streng an Erkenntnissen der Virologie, einem Spezialgebiet von Duesberg. Aufgrund seiner exponierten Stellung in der Scientific community erlangten seine Zweifel an der Annahme, HIV sei ursächlich und alleine für Aids verantwortlich, höchste Aufmerksamkeit. Duesberg hat mehrfach den Versuch angeboten, sich mit HI-Viren zu infizieren, um die Ungefährlichkeit nachzuweisen.[113] Die Kritik von Duesberg an der Kausalitätsannahme fußt auf Grundprinzipien der Virologie. Seiner Ansicht nach erfüllt HIV nicht die üblichen epidemiologischen, biochemischen, serologischen, kinetischen, genetischen und evolutionären Kriterien eines viralen Pathogenes.[114]

Besonderen Stellenwert besitzen dabei die Kochschen Postulate, in denen bestimmte Definitionskriterien festgeschrieben sind, die entscheiden, ob es sich bei einer Krankheit um eine Viruserkrankung

---

[111] Hamburger Rundschau vom 19.3.1992.

[112] Eine Auswahl interessanter Artikel der Tagespresse über die Duesberg-Diskussion: Süddeutsche Zeitung vom 29.8.1988, Arbeiterkampf vom 17.10.1988, Frankfurter Rundschau vom 13.9.1990, die tageszeitung vom 22.5.1992 und Der Spiegel Nr. 22/1992, S. 240.

[113] Das Deutsche Allgemeine Sonntagsblatt vom 26.1.1990 berichtet über einen spektakulären Selbstversuch. Der amerikanische Arzt Robert Willner injiziert sich während einer Pressekonferenz in North Carolina das Blut eines angeblich HIV-Positiven, um die Ungefährlichkeit des Erregers zu demonstrieren.

[114] Duesberg (1989, S. 119).

handelt oder nicht.[115] Die Postulate sind allgemein anerkannt und grundlegender Bestandteil der Virusforschung, deren Beachtung Duesberg jedoch in der Aids-Forschung vermißt. Duesberg hält es unter anderem auch für wenig wahrscheinlich, daß ein Erreger ca. 25 verschiedene Krankheiten auslösen kann, die zudem als degenerative Symptome bekannt sind. Der Molekularbiologe hält es auch für abwegig, daß ein Virus, das im Körper seines Wirtes die Produktion von Antikörpern zuläßt, anschließend doch wieder die Oberhand gewinnt. Er argumentiert, daß normalerweise das Vorhandensein von Antikörpern ein Zeichen dafür ist, daß der Krankheit durch den Organismus erfolgreich begegnet wurde.

Duesberg nimmt in der Ursprungs-Diskussion eine Sonderstellung ein. Seine fachliche Kompetenz und seine berufliche Stellung vermitteln das Bild des seriösen Forschers. Als Fachmann auf dem Gebiet der Virologie entfalten seine Zweifel an den "orthodoxen" Annahmen über HIV und Aids besondere Perspektiven. Während der überwiegende Teil der medizinischen Fachwelt geschlossen am gängigen Bild über die Immunschwächekrankheit festhält, kritisiert Duesberg Grundannahmen über Aids und somit die eigene Zunft. Für ihn ist der Nachweis von Antikörpern durch den HIV-Test bestenfalls ein Marker[116], der über die Immunsituation der betroffenen Person Auskunft gibt. Die Entstehung von Aids verbindet er mit der häufigen Korrelation des Risikoverhaltens wie Drogen[117], Medikamente und Homosexualität der Erkrankten. Das Virus ist für ihn harmlos.

Duesberg steht stellvertretend für einige anerkannte Forscher, die an der Kausalitätsannahme zweifelten. Kary Mullis, der 1993

---

[115] Die Kochschen Postulate, eigentlich Henle-Koch-Postulate, wurden durch die Zusammenarbeit von Friedrich G. Henle und Robert Koch um die Jahrhundertwende formuliert. Sie legen die Definitionskriterien für Viruserkrankungen fest: 1. Der Erreger muß sich regelmäßig in den Körperflüssigkeiten bzw. Ausscheidungen des infizierten Organismus mikroskopisch nachweisen lassen. 2. Der Erreger muß sich aus dem Organismus isolieren und in Reinkultur züchten lassen. 3. Mit der Reinkultur muß sich das gleiche Krankheitsbild wieder erzeugen lassen (Tierversuch). Vgl.: Pschyrembel, 256. Auflage.

[116] Als "Marker" werden biologische Substanzen bezeichnet, deren Vorkommen oder Konzentrationsveränderungen Hinweise auf einen bestimmten (immunologischen) Zustand erlauben.

[117] Die Vermutung, daß auch Drogenkonsum bei Aids eine Rolle spielt, wurde in den deutschen Printmedien bereits 1982 geäußert. Vgl.: Frankfurter Rundschau (Nachtausgabe) vom 28.2.1982.

den Nobelpreis zusammen mit Michael Smith für die Entwicklung der Technologie zur Polymerase-Kettenreaktion[118] erhielt, formulierte in einem Interview ebenfalls seine Bedenken:[119]

> "Das Geheimnis um dieses verflixte Virus ist durch die zwei Milliarden Dollar erzeugt worden, die jährlich dafür ausgegeben werden. Sie können jedes beliebige Virus nehmen, jährlich zwei Milliarden Dollar dafür ausgeben und um dieses Virus ebenfalls ein paar große Mysterien aufbauen. (...) Und einige dieser Leute sind an Aids-Symptomen erkrankt. Aber das ist nicht einmal der Beginn der Antwort auf die Frage, ob HIV Aids verursacht. Der menschliche Körper ist voll von Retroviren. Wir wissen nicht, ob es Hunderte, Tausende oder Hunderttausende sind. Wir haben erst vor kurzem begonnen, sie zu erforschen. Aber sie haben bisher niemals jemanden getötet. Die Menschen haben immer mit Retroviren überlebt."

Eine Antwort darauf, warum die "erfundene Pathogenität", also die irrtümliche Annahme, das Virus sei gefährlich, zu einem wissenschaftlichen Selbstläufer wurde, sieht Duesberg in der massiven Konkurrenz seiner Fachkollegen um Forschungsgelder. Kommerzielle Interessen der Wissenschaftler, die um ihre Reputation bemüht sind, aber auch Konkurrenzdruck der Arzneimittelhersteller geben seiner Meinung nach genug Anlaß, an der Integrität der Wissenschaft zu zweifeln:[120]

> "Es ist natürlich sehr schwer, sich mit einem Menschen zu unterhalten, der einen lukrativen Vertrag mit einem Arzneimittelhersteller in der Tasche hat. Wie können sie sicher sein, daß sie die ganze Wahrheit erfahren? Die Zeiten haben sich geändert, wir leben im Zeitalter einer Wissenschaft, die mit hohen finanziellen Einsätzen agiert."

Die Stoßrichtung der Duesbergschen Argumentation ist eindeutig: Sie richtet sich gegen die medizinische Fachwelt, die er als "Aids-Mafia" bezeichnet.[121] Für die Zweifel, die Duesberg an der medizinischen Fachwelt hegt, lassen sich in der Tagespresse Hinweise finden. Die Frankfurter Rundschau berichtet im Jahr 1994 über einen interessanten Fall, in dem gefälschte Forschungsergebnisse dazu dienen

---

118 Auch PCR genannt. Sensible Nachweismethode für Erbsubstanzen, die auch für (Virus-) Krankheiten geeignet ist.

119 Das Interview mit Kary Mullis wurde von Celia Farber geführt und im Juni 1992 in der Zeitschrift SPIN veröffentlicht. Das Zitat wurde übernommen aus: Leonhard, Glück (1994, S. 40).

120 Auszug aus einem Interview, das Jon Rappoport mit Peter Duesberg im Sommer 1987 und im Winter 1988 führte. Vgl.: Rappoport (1990, S. 142).

121 die tageszeitung vom 22.5.1992.

sollten, die Finanzierung der Arbeit zu sichern.[122] So hatte auf dem Amsterdamer Aids-Kongress der Leiter der Retrovirus-Forschung am Walter-Reed-Forschungsinstitut die Ergebnisse seiner Untersuchung vorgestellt. Die Berichte der von der Firma MicroGeneSys produzierten Substanz gp 160 (Markenname VaxSyn), die im Institut getestet wurde, hatte euphorische Reaktionen hervorgerufen. Nach über einem Jahr erhob die Verbraucher- und Gesundheitsorganisation "Public Citizen" schwere Vorwürfe gegen Redfield. Es stellte sich heraus, daß die Daten systematisch gefälscht waren, um den Erhalt von 20 Millionen Dollar zu sichern, mit denen das Forschungsprogramm ausgestattet war.

2.2.3 Die HIV/Aids negierenden Ansätze

Diese Theorien haben einen relativ geringen Verbreitungsgrad erfahren. Die wenigen Artikel, die in der Tagespresse veröffentlicht wurden, werden deshalb durch spezielle Publikationen und graue Literatur ergänzt. In den verschiedenen Darstellungen der Vertreter dieser Denkrichtung wird, ähnlich wie bei Duesberg, nicht das Virus für Aids verantwortlich gemacht. Die mit Aids assoziierten Symptome werden vielmehr direkt als die Folgen militärischer, wirtschaftlicher und politischer Interessen gedeutet. Nicht das individuelle Handeln, sondern die Folgen institutionellen Wirkens stehen im Vordergrund der Diskussion. Es läßt sich kaum eine Organisation nennen, die nicht auch als Urheber und Verbreiter beschuldigt wird. Ihnen wird vorgeworfen, aus der Annahme, daß HIV Aids verursacht, unrechtmäßig Profit zu schlagen. In erster Linie werden dabei Pharmakonzerne, Gesundheits- und Forschungseinrichtungen angegriffen. Aber auch Regierungen und Großkonzerne geraten in die argumentative Schußlinie.

Das Besondere an diesen Theorien ist, daß der Thematisierung von Aids und HIV im wesentlichen nur die Aufgabe zufällt, antiimperialistische Kritik zu formulieren. So unterstellt Renate Meier in ihrem Aufsatz "Die große Aids-Lüge" der Weltgesundheitsorganisation (WHO) eine eigennützige Schlüsselrolle:[123]

---

[122] Frankfurter Rundschau vom 20.8.1994.

[123] Meier (1990, S. 7).

> "Ihre Macht (der WHO, Anmerk. des Autors) beruht auf einer engen Zusammenarbeit mit Industrie- und Staatsvertretern. Seit man sich mit Aids befaßt, stimmen bei der WHO die Finanzen wieder."

Kawi Schneider glaubt, daß vagabundierende Krankheiten zu einer neuen Volksseuche stilisiert wurden, damit zehntausende von Forschern Planstellen und Zuschüsse behielten.[124] Dies war seiner Ansicht nach nötig geworden, nachdem Nixons "war on cancer program" gescheitert war und einen gigantischen Apparat hinterlassen hatte, der beschäftigt sein wollte. Alois Dreizehnter vermutet, daß Mediziner aufgrund der falschen Aids-Theorie lediglich größere Gewinne erzielen möchten und dabei die Tatsache zudecken, daß ihre Behandlungsmethoden zerstörerisch für die Menschen sind.[125] Auch Jon Rappoport sieht hinter der Aids-Debatte eine korrupte Wissenschaft:[126]

> "Mit anderen Worten, durch eine andere personelle Besetzung der obersten Etagen unserer Forschungszentren (der in den USA, Anmerk. des Autors) hätten wir sozusagen über Nacht ein erheblich anderes Bild von Aids als dasjenige, das uns heute präsentiert wird. (...) Die Akteure in den Chefetagen (des National Institut of Health, Anmerk. des Autors) sind bemüht, ihre Vorherrschaft zu erhalten und den Andersdenkenden und Querdenkenden den Geldhahn abzudrehen."

Auch Segal meldet sich 1994 mit einer neuen Variante seiner Verschwörungstheorie zurück, die sich nun in anderem Gewande gegen die pharmazeutische Industrie richtet. In einem Interview der Zeitung Junge Welt unterstellt Segal der Pharmaindustrie, daß sie die Veröffentlichungen wissenschaftlicher Studien über erfolgversprechende Arzneimittel gegen Aids verhindere.[127] Segal führt dabei den Wirkstoff "Acetylsalicylsäure", besser bekannt als "Aspirin", ins Feld. Seiner Meinung nach werden Studienergebnisse mit zukunftsweisenden alternativen Substanzen bewußt von der Industrie zurückgehalten und Fachzeitschriften unter Druck gesetzt, um das Geschäft mit teueren Wirkstoffen (z.B. AZT[128]) nicht zu gefährden. Auch Dreizehnter glaubt an eine "Aids-GmbH"[129], die an Tests, Medikamenten und

---

124 Schneider (1990b, S. 82).

125 Dreizehnter (1990, S. 69).

126 Rappoport (1990, S. 15f.).

127 Junge Welt vom 26.11.1994.

128 AZT (Azidothymidin) = Zidovudin. Es wird unter dem Markennamen Retrovir vertrieben und ist ein antiretrovirales Medikament.

129 Dreizehnter (1990, S. 68).

publizistischer Aids-Aufklärung viel Geld verdient. Rappoport schlägt den Bogen noch weiter und unterstellt den weltweit agierenden Chemieunternehmen kriminelle Praktiken, die sie durch Aids zu tarnen versuchen:[130]

> "Es ist auch viel einfacher, nebenwirkungsträchtige Pharmazeutika, Herbizide und Pestizide in der Dritten Welt abzuladen, als sich mit ihren zunehmend ernsten Auswirkungen auf die Menschheit auseinanderzusetzen. Es ist wesentlich einfacher, viele dieser Symptome mit der Etikette Aids zu versehen."

Auch die Medien tragen nach Segals Meinung zur Verschleierung der wahren Ursachen über die Entstehung des Virus bei:[131]

> "Es bestand die Gefahr einer massiven Reaktion der Öffentlichkeit, sollte sich die Produktion von Bio-Waffen als Quelle der Katastrophe herausstellen. Um 'Panik' zu vermeiden, haben die Zeitungen und Fernsehanstalten, die zuerst Millionen Opfer vorausgesagt haben, um aus dem Sensationswert der Epidemie Geld zu schlagen, ihre Schätzungen bald auf eine Zahl zwischen zwei- und dreitausend reduziert. Die offizielle Zahl, wonach nach dem Jahre 1991 jährlich 54.000 Amerikaner zum Sterben an Aids verurteilt sind, ist nur ein Beispiel für diese Kampagne der Desinformation."

Desweiteren werden nicht näher definierte globale Systeme beschuldigt:[132]

> "Die Wahrheit ist, daß Aids nicht eine einzige, klar- und festdefinierte Krankheit ist, sondern ein internationales Unternehmen, ein Geschäft, eine Bürokratie. (...) Mit Aids wird der Versuch gemacht, die verschiedenen Formen des Leidens, die Auswirkungen politischer Konflikte, den Hunger und den Mißbrauch chemischer Substanzen auf eine einzige Entität zu reduzieren."

Gelegentlich erhalten diese Sichtweisen auch eine wahrscheinlich unbeabsichtigte Unterstützung aus anderen wissenschaftlichen Forschungszusammenhängen. Die Mediziner David Greer und Lawrence Rifkin berichten auf einem Symposium über die medizinischen Auswirkungen eines Atomkrieges.[133]

> "Eine große Anzahl von Überlebenden eines Atomkrieges würde auf Jahre unter Krankheiten des Immunsystems mit ähnlichen Symptomen, wie sie bei Aids auftreten, leiden. (...) Von Faktoren wie erhöhter Strahlendo-

---

130 Rappoport (1990, S. 81).

131 Segal (1987, S. 98f.).

132 Rappoport (1990, S. 81).

133 die tageszeitung vom 25.9.1985.

> sis, schweren Körperverletzungen, Brandwunden, Mangelernährungen und psychischem Streß sei bekannt, daß sie das Immunsystem schwächen."

Verschiedentlich wird auch im Gewande antiamerikanischer Kritik argumentiert. William R. und Claudia E. Holub sind der Überzeugung, daß Aids benutzt wird als Verschleierungstaktik der Großmachtsinteressen der Vereinigten Staaten gegenüber dem afrikanischen Kontinent:[134]

> "Könnte es sein, daß Amerika weiterhin Afrika die Schuld an 'Aids' gibt wegen der Rolle, die Amerika in den von Weißen dominierten Regierungen spielt? Versucht die amerikanische Regierung die Hungersnot in Afrika zu vertuschen, indem sie es 'Aids' nennt? Ist dies ein Teil einer politisch gesteuerten Pseudoepidemie? Afrikas einzige Krankheit heißt Unterernährung, Armut, schlechte Hygiene und ungesunde sexuelle Praktiken sowie chemische Medizin."

Die angeführten Beispiele gewähren einen Einblick in die Fülle der Annahmen, die in diesem Zusammenhang formuliert werden.[135] Ob die Aids-Angst als Machtmittel genutzt wird, um "antidemokratische Reglementierungen"[136] zu begründen, ob "eine systematische Errichtung eines vormundschaftlichen 'Aids-Staates'"[137] geplant ist, oder ob Pestizide in Drittländer exportiert oder nebenwirkungsträchtige Medikamente dorthin verkauft werden: Hinter diesen Mißständen verstecken sich imperialistische Kräfte, die Aids vorschieben, um ihren Interessen weiterhin ungestört nachgehen zu können.

2.2.4 Die Entstehungsbilder der Institutionen

Die erwähnten Theorien geben einen schematischen Überblick über die verschiedenen Ansätze geben, die die Entstehungsbilder der Institutionen konstituieren. In Anbetracht der Fülle von Veröffentlichungen, in denen definierbare soziale Gruppierungen mit der Herstellung und/oder Verbreitung des HI-Virus in Verbindung gebracht werden, werden hier nur Grundzüge der verschiedenen Ansätze wie-

---

134 Holub, Holub (1991, S. 6).

135 Interessant sind auch die Ausführungen von Wolff Geisler (1994). Er ist der Ansicht, daß HIV aus dem Virus der "Ansteckenden Blutarmut" (einer Infektionskrankheit) der Pferde entwickelt wurde.

136 Dreizehnter (1990, S. 69).

137 Schneider (1990, S. 70ff.).

dergegeben. Es ist auch weniger von Interesse, die Verschwörungstheorien noch einmal in aller Ausführlichkeit zu dokumentieren. Wichtiger ist es, spezifische Eigenheiten zu ermitteln, nach verbindenden Elementen zwischen den Ansätzen zu fahnden und deren Funktionen darzustellen.

Die CIA-Theorie (HIV-Aids-kausal), die durch Segal ihre eigentliche Popularität erlangte, ist sicherlich die bekannteste der Institutionenverdächtigungen. Segals These, das amerikanische Militär hätte auf der Suche nach einem neuen biologischen Kampfstoff die Seuche verursacht, profitierte von den Ängsten der damaligen Ost-West-Konfrontation. Gerade unter "Linken" wurden die Aussagen von Segal als besonders glaubwürdig eingestuft, da ihm als "DDR-Bürger" eine bestimmte Integrität zugesprochen wurde. Man nahm an, daß seine Forschungsarbeiten frei von US-imperialistischem Gedankengut seien. Der kollektive Nährboden für die zeitweilige Popularität der Segal-Thesen liegt mit hoher Wahrscheinlichkeit in den latenten und manifesten Ressentiments gegenüber der angeprangerten Institution. Das Pentagon als westliche Schaltzentrale des Militärs unterstand damals dem SDI-Protagonisten Ronald Reagan. Der akronyme Kalauer, SDI-Amerika rückwärts gelesen heißt AIDS, brachte das gesellschaftlich empfundene Bedrohungspotential gegenüber den US-amerikanischen Streitkräften und der restriktiven Politik der Reagan-Ära auf eine griffige Formel.

Die HIV-Aids-korrelative Theorie, maßgeblich repräsentiert durch die Duesberg-Kritik, setzt hingegen völlig andere Akzente. Nicht das Virus, sondern die medizinische Grundannahme, daß das Virus gefährlich und tödlich ist, wurde erfunden. Die Auswirkungen von Duesbergs Thesen sind von beträchtlichem Ausmaß gewesen und wurden begünstigt durch seine bis dato integere Stellung in der internationalen Wissenschaft.[138] Dadurch, daß die komplizierten Zusammenhänge des menschlichen Immunsystems und die Spezialgebiete der Infektologie und der Virologie schon bei Durchschnittsmedizinern Verständnisschwierigkeiten hervorrufen, wurden seine für den vorgebildeten Laien in Ansätzen nachvollziehbaren Einwände gerne zur Kenntnis genommen. Duesberg störte mit seiner Kritik das

---

[138] Duesberg ist zwischenzeitlich ins wissenschaftliche Abseits geraten. So verweigerte sogar der Chefredakteur und Herausgeber des Wissenschaftsblattes Nature, John Maddox, die These von Peter Duesberg zu veröffentlichen, nicht HIV, sondern Drogenkonsum sei die Ursache von Aids. Vgl.: Der Spiegel (Nr. 45/1994, S. 229).

weitgehend einträchtige Bild einer global agierenden Armee von Wissenschaftlern, die einem Virus den Kampf angesagt hatten und außer dem Verbrauch von Milliarden an Forschungsgeldern (bis dato) keine durchschlagenden Resultate vorbringen konnten. Die Annahme, daß die mit Aids assoziierten Symptome also nicht die Folge einer Viruserkrankung sind, leitete jedoch Wasser auf die Mühlen derer, die HIV als eine Folge persönlichen Fehlverhaltens deuteten. Damit erhielt die Life-style Diskussion und somit auch die Stigmatisierung bereits betroffener Randgruppen erneut Auftrieb.

In den HIV-Aids negierenden Ansätzen spielen HIV und Aids nur eine untergeordnete Rolle. Das Virus verliert als pathogenes Lebewesen seine Relevanz und gerät zu einem Schlüsselbegriff der Gesellschafts- und Zivilisationskritik. Dies geschieht in der Form, daß die gesundheitlichen Folgen, die sonst mit einer HIV-Erkrankung in Verbindung gebracht werden, institutionellen Einflüssen direkt zugeordnet werden. Die multinationalen Konzerne jedoch versuchten genau dieses zu vertuschen und machen ein Virus und Aids dafür verantwortlich, so die Kernaussage dieser Theorierichtung. Dabei argumentieren die einzelnen Vertreter der HIV-Aids negierenden Ansätze mit der ganzen Kraft des Gedankengutes antiimperialistischer und radikal-ökologischer Bewegungen. Aids wird in den Ausführungen zu etwas wie Umwelt- und Gesellschafts-Aids. Die Welt ist erkrankt an der Korruption der Großkonzerne, an den Geheimwaffen der Militärs, an der Scheinheiligkeit der Wissenschaft - am modernen Leben und seinen Begleiterscheinungen.

In den Entstehungsbildern der Institutionen werden eine Vielzahl von Organisationen und sozialen Gruppierungen mit der Entstehung und Verbreitung des Virus assoziiert. Den Institutionen wird die Schuld an der Existenz und/oder den Folgen von Aids in verschiedenen Formen angelastet. Sei es, daß sie als Schöpfer des Virus, als Profiteur eines medizinischen Irrtums oder als "Kriegsgewinnler" der Seuche identifiziert werden.

Die den Bildern immanenten Vorstellungen über den menschlichen Ursprung der Bedrohung weisen deutliche Parallelen zum kindlichen Artifizialismus auf. Piaget unterscheidet drei Stadien, in denen sich Kinder die Fabrikation der sie umgebenden Dinge (die Gestirne, der Mond etc.) vorstellen.[139] Im ersten Stadium ist der Mensch der alleinige Urheber der Dinge. Das entspricht der Vorstellung Segals von einem vorsätzlich hergestellten Virus. In zweiten

[139] Piaget (1988, S. 230ff.)

Stadium des Artifizialismus konnte Piaget eine Vorstellungswelt bei Kindern diagnostizieren, in der die Ursprünge halb-künstlich sind. Am Beispiel der Bildung der Gestirne zeigt sich bei den Untersuchungen mit Kindern, daß menschliches Handeln in Verbindung mit Gesetzmäßigkeiten der Natur für ihre Existenz verantwortlich ist.[140] Die Vorstellung entspricht den Duesberg-Thesen: Menschliches Handeln gerät in der Verbindung einem ungefährlichen Erreger erst zur Bedrohung. (Das dritte Stadium, in der der Mensch keinen Anteil an der Schaffung der Dinge hat, entspricht den Vorstellungen bei den Entstehungsbildern der Einzelpersonen im vorangegangenen Kapitel. Als Opfer der Krankheit steht der Mensch in keinem kausalen Bezug zur Entstehung der Krankheit.)

Ein Grund für die Institutionsverdächtigungen ist die Angstabwehr. Vordergründig verursacht der Gedanke, daß der US-amerikanische Geheimdienst das Virus vorsätzlich erschaffen haben könnte, Angst. Die faktische und phantasierte Macht staatlicher und militärischer Einrichtungen findet in den Verschwörungsansätzen einen deutlichen Ausdruck. Die Angst vor der Macht wird jedoch ergänzt dadurch, daß man glaubt: Wer ein Virus schaffen kann, der kann auch ein Heilmittel entwickeln. Dadurch stellt sich eine prinzipielle Beherrschbarkeit ein, die bei der Vorstellung, das Virus sei natürlichen Ursprungs, sonst nicht gegeben wäre.

Ebenfalls entlastend wirkt die Duesbergsche Theorie auf die Ängste der Bevölkerung. Die Annahme der Harmlosigkeit des Virus und die gleichzeitige Stärkung der Aspekte persönlichen Fehlverhaltens (Drogen, Promiskuität, etc.) als Ursache von Aids erwecken ebenfalls Beherrschbarkeitsvorstellungen. Nach dem Motto "Herkömmliches wirkt" wird eine Abstinenz bezüglich Drogen und Sex als dem Virus übermächtig angepriesen. Noch extremer versuchen die HIV-Aids-negierenden Theorien, die kollektiven Ängste vom Virus zu lösen, um die Furcht auf imperialistische Tendenzen und Bestrebungen zu richten.

Alle Ansätze bezichtigen die involvierten Institutionen der Konspiration. Ihnen wird unterstellt, daß sie vertuschen, verschweigen oder absichtlich falsch informieren. Auch diese Vorstellung begünstigt die Abwehr von Angst. Bedingt durch die Annahme, daß die wahren Ursachen von Aids bekannt sind, jedoch geheimgehalten oder von interessierter Seite zurückgehalten werden, wird implizit das

140 Die Gestirne entstehen aus den Wolken, die widerum aus den Kaminen hervorgehen, die vom Menschen geschaffen wurden.

Vorhandensein von machtvollem Wissen über die Heilung und Verhinderung der Krankheit unterstellt. Auch wenn das Wissen in den "falschen Händen" ist, so wird zumindest seine Existenz behauptet.

Die Bilder der Institutionen sind geprägt von kollektiven Verdächtigungen gegenüber den verschiedensten sozialen Gruppierungen. Diese Annahmen bedingen natürlich auch, daß die Gefahr von Aids eher in sozialen Gebilden denn in den Risiken der eigenen Lebensführung gesehen wird. Die kollektive Aufmerksamkeit konzentriert sich stärker auf das Verhalten der Institutionen als auf die Handlungsweisen von Individuen. Ebenso wird das Virus in den Hintergrund der Aufmerksamkeit verbannt. Es gerät zur Nebensache, verdrängt durch die Empörung über die Folgen institutionellen Handelns. Dabei sind die funktionalen Aspekte dieses Prozesses von besonderer Bedeutung. Neben dem schon beschriebenen Aspekt der Angstabwehr werden in den Bildern der Institutionen auch die Ohnmachtsgefühle und Vereinzelungsängste der Individuen gehemmt. Die Präventionsformel "jeder kann sich selbst vor Aids schützen" ist sicherlich ein wirkungsreicher Ansatz, jedoch entläßt er die Individuen aus der kollektiven Obhut. Die Zuschreibungen der Entstehung und Verbreitung von Aids bei Institutionen ist somit auch ein Reflex auf die Vereinzelung. Aids wird durch die einenden Folgen der Empörung und Kritik an lokalisierbaren Institutionen wieder zu einem kollektiven Problem.

2.3 Die Entstehung von HIV/Aids in modernen Gesellschaften

> Insofern ist Aids auch ein geschichtsphilosophischer Skandal, denn es stellt die Grundüberzeugung der Moderne in Frage. Die Überzeugung nämlich, die allen Geschichtsphilosophen seit Hegel zumindest implizit gemeinsam ist: daß Natur durch Fortschritt von Wissenschaft und Technik immer besser beherrscht werde. (Rudolf Burger[141])

Wie in den letzten beiden Kapiteln deutlich wurde, sind die Bilder über die Entstehung von Aids eng mit Einzelpersonen und Institutionen verbunden. Sie werden in verschiedener Weise sowohl mit der Erschaffung als auch mit der Verbreitung des Virus und seiner Folgen in Verbindung gebracht. Aber nicht alle Vorstellungen über die Entstehung lassen sich in diese zwei Kategorien fassen. Eine Reihe

---

[141] Burger (1987, S. 41).

von Annahmen zur Ätiologie des Virus wird einem Personenkreis zugeschrieben, der aufgrund seiner Merkmale eher unauffällig ist. Es sind Menschen, die hier leben, sexuell aktiv sind, Drogen gleich welcher Art nehmen, den Imperativen der Leistungsgesellschaft ausgesetzt sind und mit ihnen leben müssen. Kurz: Die Mitglieder unserer Gesellschaft.

Nun verlaufen die Zuschreibungsprozesse nicht in der Form einer kollektiven Selbstanklage, sondern eine Reihe von Mutmaßungen und Spekulationen über die Herkunft des Erregers sind eng mit Themen verbunden, die in modernen Gesellschaften, also auch in unserer, in anderen Zusammenhängen diskutiert werden. Die Entstehungsansätze über das Pathogen werden dabei von Elementen einer allgemeinen Zivilisationskritik getragen, die auch schon in den Bildern über die Institutionen ansatzweise deutlich wurden. Streß, falsche Ernährung oder die emotionalen Defizite der Leistungsgesellschaft - um nur einige Ko-Faktoren zu nennen - tragen die Verantwortung dafür, daß das Virus entstehen konnte, so die Meinung mancher Vertreter dieser Denkrichtung. Schon wenige Jahre nach den ersten dokumentierten Aids-Fällen begann die Diskussion um diese möglichen Ko-Faktoren, die eine HIV-Infektion begünstigen und für die Folgen der Krankheit verantwortlich sind. Die verschiedenen Ko-Faktoren-Ansätze lassen sich als das argumentative Bindeglied zwischen den Ansätzen, die von dem kausalen Wirkungsverhältnis HIV gleich Aids ausgehen, und den Ansätzen, die HIV als die Ursache von Aids vollständig negieren, verstehen.

2.3.1 Die westliche Welt als der Entstehungsort von HIV/Aids

Die Annahme, Aids habe seinen Ursprung in Afrika, ist in den Medien nicht unumstritten. Gegen die in der Wissenschaft und in der Öffentlichkeit weit verbreitete Afrika-Theorie gibt es auch Ansätze, in denen die westliche Welt als Unsprungsort der Seuche definiert wird. Die Sensibilitäten, die mit der Herkunftsidentifizierung verbunden sind, liegen auf der Hand. Der geographische und ethnische Zuschreibungsprozeß (Krankheit des weißen Mannes)[142] wird von den Bewohnern des bezichtigten Ursprungskontinentes genauso stigmatisierend empfunden, wie die pauschale Koppelung des Erregers an die Verhaltensweisen bestimmter sozialer Gruppen wie etwa

[142] die tageszeitung vom 7.1.1991.

Schwule oder Drogenabhängige. Dieser "Westliche-Welt-Ansatz" ist wenig verbreitet, was eigentlich verwundern sollte, da es sich bei den Patienten Null größtenteils um Menschen handelt, die der westlichen Hemisphäre entstammten.

Folgt man den Aussagen des aus dem Kongo stammenden Generaldirektors der panafrikanischen Nachrichtenagentur, Auguste MPassi Muba, in der Frankfurter Allgemeinen Zeitung, so erfährt man, daß die Geburtsstunde von HIV mit der Inbesitznahme von Überseekolonien zusammenfällt.[143] Er vertritt die Meinung, daß Aids eine alte, von der heutigen Wissenschaft nur wiederentdeckte Krankheit sei. Nach Afrika ist sie

> "von den Europäern bei der Eroberung von Kolonien, beim Sklavenhandel und später durch die wirtschaftliche und militärische Zusammenarbeit nach Afrika gebracht worden."

Zwar räumt MPassi Muba ein, daß sexuelle Ausschweifungen und Prostitution in Afrika weit verbreitet seien und Aids dadurch seine Verbreitung finden konnte. Wesentlich ist seiner Ansicht aber der Umstand, daß Aids durch die systematische ökonomische Ausbeutung, durch Kolonialismus und den modernen Tourismus hervorgerufen wurde. Daß der Kontinent jetzt nun für den Ursprung von Aids zum Sündenbock gemacht wird, deutet er als einen Versuch, der afrikanischen Bevölkerung Inferiorität nachzuweisen.

Ein weiterer Vertreter der These, Aids sei eine nach Afrika exportierte Krankheit, ist der Leiter der Abteilung für Virologie des Bernhard-Nocht-Institutes für Schiffahrts- und Tropenkrankheiten in Hamburg, Professor Dr. Herbert Schmitz. Bei ihm wird die Genese des Virus allerdings ausschließlich durch das moderne Reiseverhalten der Bewohner westlicher Industriestaaten erklärt. Aids wurde durch US-Amerikaner oder Europäer, die nach Afrika gekommen waren, ausgelöst. Behauptet wurde dies von Schmitz auf einem Aids-Seminar für Hamburger Ärzte, wiedergegeben in der Ärzte-Zeitung:[144]

> "Bei der Verbreitung von Aids in Afrika handelt es sich um eine Touristeninfektion. Bis zum Jahre 1980 sind 99,999 Prozent der Afrikaner, von ganz wenigen publizierten Ausnahmen abgesehen, ohne Kontakt mit dem Virus gewesen. (...) Schmitz: 'Was sich da jetzt abspielt, kann sich eigentlich nur durch eine Neuinfektion aus Europa oder den Vereinigten Staaten so entwickelt haben.'"

---

143 Frankfurter Allgemeine Zeitung vom 3.2.1987.

144 Ärzte-Zeitung vom 4.11.1985.

Bei dieser Form der Ursprungsannahmen kommt es, wie bei den meisten Entstehungsansätzen, weniger auf die innere Schlüssigkeit der Beweisführung an. Wichtiger scheint die Bestimmung eines konkreten Ortes zu sein, an dem das Virus entstanden ist. In den beiden hier ausgewählten Fällen verdeutlicht sich, daß das zum Teil aggressive Überschreiten kontinentaler Grenzen mit der Entstehung des Erregers assoziiert wird. Das hegemoniale Vormachtstreben der westlichen Staaten wird in der Form historischer Eroberungen oder moderner Tourismusströme als Ursache für Aids definiert. Auch wenn hier keine konkrete Erklärung gegeben wird, wie das Virus entstanden sein könnte, so wird doch zwischen dem expansiven Verhalten westlicher Staaten und einer Virusentstehung ein Zusammenhang hergestellt. Diese Argumentationsfigur wird in der entgegengesetzten Form und mit veränderten Inhalten auch von westlichen Staaten gegenüber afrikanischen Staaten benutzt (siehe Kapitel 2.4).

2.3.2 Psychische und soziale Gründe für die Entstehung von HIV/Aids

Ein sehr facettenreiches Bild zeichnen die verschiedenen psychischen und sozialen Aspekte, die mit der Entstehung von HIV/Aids attribuiert sind. Im Mittelpunkt stehen individuelle Verhaltensweisen und kollektive Lebensgewohnheiten, die als (Aids-)krankmachend bezeichnet werden. Aber auch gesellschaftliche Rahmenbedingungen werden in diesem Zusammenhang mit der Seuche assoziiert. Die verschiedenen Meldungen, die über diesen Zusammenhang informieren, führen die ganze Palette möglicher immunsuppressiver Auswirkungen der modernen Lebensführung ins Feld, die die Krankheit erst ermöglichen konnten.

Einer der Vertreter dieser Meinung ist Professor Hässig, bis 1989 Leiter des schweizerischen Rotkreuz-Blutspendedienstes. Seiner Ansicht nach ist Aids nur ein Hinweis auf die Schädigung des menschlichen Immunsystems.[145] Er geht davon aus, daß Hormone (Glukokortikoiden) der Nebennierenrinde die Ausschüttung des anti-

---

[145] Frankfurter Rundschau vom 1.10.1991. Über die Korrelation zwischen Immunsystem und Nervensystem berichtet auch die Ärzte-Zeitung vom 7.4.1992.

körperbildenden Wachstumshormons Interleukin-2 beeinträchtigen. Die Ursache der Störung des hormonellen Gleichgewichtes sieht Hässig in einer Vielzahl ernährungsphysiologischer, physischer und seelischer Faktoren. Dazu zählen für ihn unter anderem andauernder seelischer Streß durch Konflikte, Angst, Schuldgefühle, Depression, Isolation (auch in Einzelhaft), Arbeitsstreß, Lärm, mangelnde Entspannung und Schlafmangel. Zusammengefaßt lautet seine These, daß der chronische Glukokortikoidüberschuß, bedingt durch psychosoziale Faktoren, erst die Bahn für das "Erwachen" der opportunistischen Erreger freimacht. Den Tod von vielen Blutern, die an den Folgen des Virus gestorben sind, erklärt Hässig damit, daß das verwendete Plasma mit verschiedenen normalen Krankheitserregern verseucht war.[146] Eine ähnliche Erklärung für den Tod der Bluter hat auch Peter Duesberg. Seiner Ansicht nach wird das Immunsystem der Hämophilen durch die vielen Bluttransfusionen soweit geschwächt, das diese schließlich daran sterben.[147]

Daß innerpsychische Problemlagen zu HIV/Aids führen können, glaubte auch der inzwischen an Aids verstorbene Berliner Kabarettist Günther Thews. In einem Interview mit der tageszeitung machte Thews deutlich, daß die individuellen Reaktionen auf die soziale Kälte und die Isolation in der Leistungsgesellschaft die Krankheit Aids zu verantworten haben. Aids war ihn für so etwas wie eine "Einsamkeitskrankheit".[148]

> "tageszeitung: Du glaubst also nicht an die Virus-Theorie?
>
> Thews: Also, ich habe mir Aids nicht in Toms Dunkelkammer oder sonstwo geholt, sondern mir selbst ausgesucht. Aids ist eine Einsamkeitskrankheit - der normale Mensch, der einsam ist, sucht sich eine Krankheit, zum Beispiel Krebs, die ihn heraushebt. Der Schwule sucht sich eine Krankheit, die ihn noch einsamer macht, bei der es gar keine Rettung mehr gibt. Gerade Künstler, Stars, Leute, die aus lauter Liebesbedürfnis, weil sie Beifall, Streicheleinheiten wollen, jeden Abend woanders auf der Bühne stehen, gerade die sind oft besonders einsam."

Doch nicht nur psychische Folgeerscheinungen des Lebens in einer modernen Industriegesellschaft werden mit HIV/Aids verknüpft.

---

[146] die tageszeitung vom 28.11.1992.

[147] Der Spiegel (Nr. 22/1992, S. 240).

[148] die tageszeitung vom 26.11.1991.

Auch die gedankenlose Konsumhaltung einiger Menschen gerät in den Verdacht, der Krankheit Tür und Tor zu öffnen:[149]

> "Bedenklicher und größer ist der Kreis von Mitbürgern, die im Vollbesitz der Kenntnisse weiterhin ihren Lastern und Vergnügungen frönen, schlemmen und prassen, paffen, trinken und Sex treiben, als hätten sie ihre Gesundheit für immer gepachtet. (...) Ihnen allen scheinen die kurzen lustbetonten Lebensgenüsse wichtiger als ihr langfristiges Wohlergehen. (...) Auch Aids kann zur Zivilisationskrankheit ausufern, wenn wir nicht gewisse Verhaltensweisen ändern."

Es wird auch vermutet, daß Schädigungen der Abwehrkraft des menschlichen Immunsystems schon im Kindesalter verursacht werden. Von besonderem Interesse sind dabei die immunologischen Vorschädigungen der frühen Kindheit. Ein Interview mit der Frankfurter Ärztin Juliane Sacher zu diesem Thema veröffentlichte die Zeitschrift *Psychologie Heute* im Juni 1994.[150] Unter der Überschrift: "Wer gesund ist, kann nicht an Aids erkranken", bestimmt sie die möglichen Ursachen für eine Infektion.

> "Psychologie Heute: Ein gesunder Mensch mit intaktem Immunsystem kann Ihrer Ansicht nach nicht an Aids erkranken?
>
> Juliane Sacher: Das ist meine feste Überzeugung. Wer gesund ist, kann mit Sicherheit kein Aids bekommen, er kann meiner Meinung nach nicht einmal HIV-positiv werden. Nur: Wer ist schon ganz gesund? Den völlig gesunden Mensch gibt es gar nicht. Die Mehrheit hat heute ein geschwächtes Immunsystem, weil sie sich zum Beispiel falsch ernährt oder als Kind falsch ernährt wurde. So wurden ab den 50er Jahren Babys immer seltener gestillt, so daß sich kein funktionierendes Immunsystem des Darmes hat aufbauen können. Auch die Zuckerernährung, einschließlich der gezuckerten Babytees, die Mitte der 50er Jahre begonnen hat, hat ihren Teil zur Schwächung des Immunsystems beigetragen. Und schließlich wurden die meisten Kinder gegen alle Kinderkrankheiten geimpft, das heißt, es fand kein, wie ich es nenne, körperliches Immuntraining statt."

---

149 Frankfurter Rundschau vom 17.9.1985.

150 Psychologie Heute (Nr. 6/1994, S. 12f.).

2.3.3 Sexualität und die Entstehung von HIV/Aids aus kirchlicher Sicht

Aufgrund des Nachweises des HIV-Erregers in verschiedenen Körperflüssigkeiten, die bei den diversen Formen der körperlichen Sinnenfreude zum Austausch gelangen können, wurde das Thema Sexualität zu einem zentralen Bestandteil der HIV/Aids-Debatte.[151] Da totale Enthaltsamkeit mit größerer Sicherheit zum Aussterben der Menschheit führen würde als die Mortalitätsrate des Virus, versuchten und versuchen Vertreter verschiedener sozialer Interessengruppen und gesellschaftlicher Strömungen, Kriterien für eine "richtige" Sexualität zu (re)formulieren.

Ein wesentlicher Teil der Diskussion, die in umfänglicher Weise in den Printmedien zum Thema Sexualität geführt wurde, fokussierte sich auf Safer sex-Konzepte. Die Präventionsstrategien, die eine weitere Ausbreitung des Erregers verhindern sollten, basierten auf einer umfassenden Aufklärung der bundesdeutschen Bevölkerung durch groß angelegte Informationskampagnen über die relevanten Übertragungswege. Im Vordergrund standen dabei auch psychosoziale und technische (Kondomnutzung) Aspekte, die einer effektiven Umsetzung infektionsverhindernden Sexualverhaltens entgegenstehen konnten. Die Debatte um die Wirksamkeit und die Durchsetzungschancen sicheren Sexualverhaltens thematisierte dabei Fragen romantischer und hedonistischer Liebesideale und unterschiedliche Formen intimer Kommunikationsmuster.[152] Die Diskussion enthielt in diesem Zusammenhang jedoch keine Enstehungsattribuierungen, die das Aufkommen von HIV/Aids erklärten. Lediglich aus dem Lager der Amtskirchen waren deutliche Äußerungen zu vernehmen, die, wenn auch in verklausulierter und metaphorischer Form, Erklärungsansätze für die Entstehung der neuen Bedrohung lieferten.

In eindringlicher Weise richtet sich ein Positionspapier der Evangelischen Kirche in Deutschland (EKD) zum Thema Aids an die Bevölkerung.[153]

---

151 Hauptübertragungswege des HI-Virus sind Sperma, Vaginalsekret und Blut.

152 Verwiesen sei hier auf die Arbeiten von Jürgen Gerhards und Bernd Schmidt (1992) zu Aspekten der intimen Kommunikation sowie von Bruno W. Reimann und Hans Bardeleben (1992) zu präventivem Sexualverhalten.

153 die tageszeitung vom 29.7.1988.

"Ein möglicher Zusammenhang zwischen persönlicher Schuld und Krankheit darf jedoch auch nicht geleugnet werden. Der biblisch bezeugte Zusammenhang von menschlichem Versagen und Gottes Gericht kann nicht in der Schwebe bleiben oder aufgegeben werden. (...) Darum ist in dieser Situation behutsame seelsorgerische Zuwendung notwendig, damit im Glauben Schuld erkannt und Vergebung erfahren werden können."

Um welche Schuld es sich dabei handeln könnte, erläutert der Paderborner Erzbischof Johannes Joachim Degenhardt bei seiner Predigt am Ostermontag 1987, bei der er auch scharfe Kritik an den staatlichen Aufklärungskampagnen übt.[154] Seiner Ansicht nach müsse sich die

"heute in Mode befindliche freizügige Auffassung von menschlicher Sexualität radikal ändern, (...) nachdem sich das sogenannte liberalistische Menschenbild als Irrweg und als falsch erwiesen habe."

Papst Johannes Paul II. betont zum Abschluß des ersten internationalen Aids-Kongresses des Vatikans, daß man bei Aids auch von einem Immundefizit auf der Ebene der existentiellen Werte sprechen könne.[155] Vor 500 Wissenschaftlern, Bischöfen und Theologen kritisiert der Papst die unterschiedlichen Maßnahmen zur Aids-Vorbeugung, die seiner Ansicht nach den wahren Sinn der menschlichen Sexualität verletzen. Sie dienten ausschließlich egoistischen Motiven und widersprechen den wahren Werten der Liebe und des Lebens. Deshalb lehnt der Vatikan auch weiterhin den Kondomgebrauch ab. Auf der Konferenz kam auch der Direktor des bioethischen Zentrums der Herz-Jesu-Universität in Rom, Sgreccia, zu Wort. Seiner Ansicht nach dürfe ein Kondom auch dann nicht verwendet werden, wenn ein Ehepartner an Aids erkrankt ist. Der Papst fordert Wissenschaft und Forschung zum bedingungslosen Respekt vor den grundlegenden Kriterien der Moral auf.

Auch der Primas der katholischen Kirche in Polen, Kardinal Jozef Glemp, geht davon aus, daß Aids mit der Mißachtung moralischer Gebote und dem Mangel an Disziplin zu tun hat.[156] Vor 150.000 Gläubigen im polnischen Wallfahrtsort Tschenstochau rief Glemp deshalb zu sexueller Enthaltsamkeit auf und verteidigte zudem die Bewohner zweier Warschauer Vororte, die den Bau einer Unterkunft

---

[154] Frankfurter Rundschau vom 22.4.1987.

[155] Tagesspiegel vom 16.11.1989.

[156] die tageszeitung vom 18.8.1992.

für HIV-infizierte Kinder verhindern wollen. Seiner Ansicht nach könne man nicht

> "mit Gewalt mitten in menschliche Siedlungen Zentren für Aids-Kranke schaffen."

Rudolf Burger hat sicherlich Recht, wenn er behauptet, daß die aufgeklärte Theologie bei Aids nicht mehr wörtlich von Gottes Geißel spricht.[157] Es gibt jedoch immer noch Extrempositionen sowohl der evangelischen als auch der katholischen Kirche, die durch ihren Aufmerksamkeitswert den Weg in die Medien und dann zum Leser finden. Ein wesentliches Element in den Erklärungen über die Entstehung von Aids ist die Anordnung von Werten wie Treue, Moral, Keuschheit und Zucht über die der selbstbestimmten Sexualität. Aids folgt der kirchlich definierten Unmoral, die gleichzeitig ein Indiz erodierender Werte ist, auf dem Fuße. Dieser Logik entsprechend wird darauf verwiesen, daß von Heilung nur gesprochen werden kann, wenn nach Einsicht der Schuld Vergebung erfahren wird.[158]

2.3.4 Drogen und die Entstehung von HIV/Aids

Der intravenöse Drogenkonsum ist, nach der sexuellen Transmission, die zweithäufigste Infektionsursache für HIV/Aids. Bis Ende Juni 1997, so ergaben die Berechnungen des Aids-Zentrums am Robert Koch-Institut in Berlin, waren 14,8% der bisher gemeldeten Aids-Fälle auf den intravenösen Übertragungsweg zurückzuführen.[159] Aufgrund dieser Tatsache entwickelte sich nach der eindeutigen Identifizierung dieses Ansteckungsweges eine umfängliche gesellschaftliche und politische Kontroverse um harte und weiche Drogen, deren konflikthaftes Potential dadurch verstärkt wurde, daß die Einnahme illegaler Drogen einen strafrechtlichen Tatbestand darstellt und gesellschaftlich weitgehend tabuisiert ist.

---

157 Burger (1987, S. 42).

158 die tageszeitung vom 29.7.1988.

159 Zum Vergleich: 66,2% der gemeldeten Aids-Fälle wurden auf ein homosexuelles/bisexuelles Ansteckungsrisiko zurückgeführt. Der Anteil der Aids-Fälle, die durch heterosexuellen Übertragung bedingt sind, steigt seit einiger Zeit kontinuierlich und liegt mittlerweile bei 5,8%. Vgl: Bundesgesundheitsblatt 8/1997, Tabelle 4.

In der Diskussion um die Entstehung von HIV/Aids als Folge des Drogenabusus steht im Vordergrund, wie eine Infektion durch Drogeneinnahme begünstigt wird und wie der Ausbruch der Krankheit Aids dadurch gefördert oder gar verursacht wird. Auch wenn die verkürzte Formel "Aids kommt von den Drogen" suggeriert, daß hier die Ursache für die Krankheit liegt, so wird nicht behauptet, daß durch (legale oder illegale) Drogen das Virus entstanden sein könnte. Der Beweis wird in einigen Fällen derart geführt, daß durch die Einnahme von Drogen die Symptome entstehen, die hinterher als Aids bezeichnet werden.

So wird zum Beispiel die Gesundheitsdiskussion um die Risiken des Rauchens in der Entstehungsdiskussion von HIV/Aids wiederbelebt. Die weit verbreitete Auffassung, daß der Tabakgenuß und karzinogene Erkrankungen in einem engen korrelativen Verhältnis zueinander stehen, hat auch das Interesse der Aids-Forscher auf den Suchtstoff Nikotin gelenkt. Diese haben in verschiedenen Untersuchungen den Einfluß des Rauchens auf HIV und Aids untersucht. Auf der 6. Internationalen Aids-Konferenz in San Francisco im Jahr 1990 war zu vernehmen, daß alltägliche Genußgifte mit Suchtcharakter wie Nikotin das Risiko des Ausbruchs von Aids begünstigen.[160]

> "Unter den mit HIV infizierten Männern scheinen Raucher mit einer größeren Wahrscheinlichkeit an Aids zu erkranken als Nichtraucher. (...) Bei den Rauchern nahm die Zahl der gesunden T-Helferzellen im Blut schneller ab als bei Nichtrauchern. Das Zigarettenrauchen müsse daher als Risikofaktor für den Ausbruch des Leidens angesehen werden."

Aber auch die Wahrscheinlichkeit einer Infektion steigt nach Ansicht von Dr. Neal A. Halsey, wenn man raucht.[161] In einer Studie wollte der Forscher herausfinden, ob sexuell riskantes Verhalten in einem Zusammenhang mit HIV und Rauchen steht. Der Wissenschaftler von der Johns Hopkins University School of Hygiene and Public Heath in Baltimore konnte nicht nur beweisen, daß Raucherinnen mehr Sexualpartner als Nichtraucherinnen haben. Er vermutet auch,

> "daß Rauchen eine biologische Wirkung (hat), etwa indem es das Immunsystem schwächt (und) die Anfälligkeit für HIV erhöht."

Die Durchleuchtung der verschiedenen Subkulturen, die vom Virus am stärksten betroffen waren, lenkte das Interesse der Aids-Forscher

---

[160] Frankfurter Allgemeine Zeitung vom 4.7.1990.

[161] Ärzte-Zeitung vom 16.4.1992.

auf diverse Suchtstoffe.[162] Der Mißbrauch von bestimmten chemischen Substanzen beschäftigt die Fachwelt aus zwei Gründen. Zum einen steigt das Risiko einer Infektion durch die enthemmende Wirkung der (psychotropen) Substanzen. Auf der anderen Seite wird den pharmatoxikologischen Folgen der Stoffe eine Mitschuld an der Krankheit attestiert. So ist ein Herzmedikament, das kurzfristig den Blutdruck senkt und mißbräuchlich zur sexuellen Stimulation genutzt wird, in den Verdacht geraten, zumindest für ein Aids-assoziiertes Symptom verantwortlich zu sein. Unter dem Namen "Poppers" gehandelt, wird die Substanz, die bei Raumtemperatur flüchtig ist und deshalb inhaliert wird, als Schnüffelstoff in bestimmten homosexuellen Kreisen häufig konsumiert. Wissenschaftler von der Medizinischen Universität in Nebraska und dem Nationalen Institut für Drogenmißbrauch der USA hegen den Verdacht, daß Poppers bei Hautkontakt das Kaposi-Sarkom verursacht, das zu den Aids-assoziierten Symptomen gehört.[163] Forscher hatten eine Korrelation der Lokalisation des Kaposi-Sarkoms bei Aids-Kranken mit den Stellen der Poppers-Exposition entdeckt. Dieser Verdacht wurde auch von einem Referenten auf einer Konferenz der Amercian Foundation for Aids Research in Washington geäußert:[164]

> "Chemische Ursachen von Immunschwäche, stellte Lehrmann fest, sind seit langem bekannt, und eine Gruppe von Chemikalien, die bekannter-

---

[162] Als ein extremes Beispiel soll hier Rappoport (1990, S. 34) in seinen Ausführungen um die Entstehung von Aids unter besonderer Beachtung des "schwulen und drogenreichen Lebensstils" in den amerikanischen Metropolen dienen. Im folgenden ein kurzer Auszug aus dem Leben eines Mitgliedes der schwulen Sauna-Szene wie sie bei Rappoport geschildert wird: "An einem durchschnittlichen Wochenende kam aber auch ein regelmäßiger Konsum von Quaaludes dazu, ein Präparat, das ab dem Jahr 1981 mit einer Verbindung namens o-Zoluidin, ein Gehirngift, verunreinigt wurde. Desweiteren meist noch vier oder fünf Valium; zehn bis zwanzig Linien Kokain, LSD, zehn bis fünfzehn Joints mit Marihuana (gelegentlich mit dem gefährlichen Pestizid "Paraquat" gewürzt). Zur Vorbeugung gegen Bakterien und Erreger, die durch Geschlechtsverkehr übertragen werden, dienten Antibiotika; ein bis zwei Liter Whisky rundeten diese Mischung noch ab. Diese Lebensweise hielt er fast neun Jahre aufrecht. Während der Woche setzte er sich täglich zwei Heroin-Schüsse. In Zeiten, in denen Heroin nicht verfügbar war oder er Bedenken gegen mögliche Verunreinigungen hatte, konsumierte er Percodan, (ein Hustenmittel, das Kodein enthält) wie Bonbons. Von seinem Arzt erhielt er auch Amphetamine."

[163] Ärzte-Zeitung vom 21.1.1988.

[164] Arbeiterkampf vom 17.10.1988.

> maßen Immunität unterdrückt, könnte eine Ursache von Aids in der Homosexuellenszene sein: Nitrite oder 'Poppers'. Obwohl Poppers im Staat New York verboten ist, kann man sie ohne Schwierigkeiten in New York auf der Straße kaufen. Könnten weitere Chemikalien daran beteiligt sein, Immunität zu unterdrücken und Aids hervorrufen?"

Ein wichtiger Vertreter dieser Denkrichtung ist Peter Duesberg, der sich intensiv mit der Relevanz von Drogen beschäftigt. Duesberg behauptet nicht nur, wie bereits erwähnt, daß das Virus ungefährlich ist, er geht auch davon aus, daß Aids u.a. die Folge massiven Drogenkonsums ist. Wer keine Drogen nimmt, der bekomme niemals Aids, so das Argument, das Duesberg seit Jahren vertritt:[165]

> "Seit dem Vietnam-Krieg, sagte der US-Wissenschaftler (Duesberg, Anmerk. des Autors), habe der Drogenkonsum in Nordamerika bei jungen Männern um mehr als das 50fache zugenommen. Darauf sei zurückzuführen, daß nun 20- bis 40jährige Männer die Hauptbetroffenen der Immunschwäche seien."

2.3.5 Die Entstehungsbilder der modernen Gesellschaften

Die Bilder der Entstehung von HIV/Aids für moderne Gesellschaften setzen sich aus unterschiedlichen Positionen zusammen. Das Spektrum unterschiedlicher wissenschaftlicher, semiwissenschaftlicher und spekulativer Ansätze, die zu klären versuchen, welche Faktoren sich in welcher Weise auf eine mögliche Infektion und den Verlauf einer erfolgten Infektion auswirken, ist weit gespannt: Ernährungsverhalten und Nahrungsmittelqualität, Drogengebrauch, Sexualverhalten, Medikamentengebrauch und -mißbrauch, Umwelteinflüsse[166] und psychologische Aspekte bestimmen die Kontroverse. Diese auch als Ko-Faktoren diskutierten Einflüsse werden in ihrer Relevanz unterschiedlich bewertet. Wesentlich ist, daß die Existenz des HIV-Erregers nicht geleugnet wird, jedoch seine alleinig krankmachende Wirkung in Frage gestellt wird.

Der wichtigste Protagonist der Ko-Faktoren-Ansätze ist sicherlich der schon im Kapitel über die Entstehungsbilder der Institutionen erwähnte Peter Duesberg. Seine häufig wiederholte Sichtweise,

---

[165] Frankfurter Rundschau vom 13.9.1990.

[166] Schon 1981 wurde in der Bild-Zeitung darüber spekuliert, ob Aids durch einen Erreger oder durch Umwelteinflüsse ausgelöst wird. Vgl.: Bild-Zeitung vom 12.12.1981.

daß Aids in den USA und in Europa zu 95% mit Risikofaktoren wie zum Beispiel acht Jahre homosexueller Promiskuität, Drogenkonsum und Hämophilie korreliert und deshalb für den Normalbürger kein Risiko darstellt, lenkt ebenso von der Gefährlichkeit des Virus ab, wie die Angebote des Virologen, sich einem Selbstversuch mit kontaminiertem Blut zu unterziehen.[167]

Ein wesentlicher Bestandteil des Bildes, daß Aids durch zivilisatorische Umstände der westlichen, modernen Welt entstanden sein könnte, ist die Auflösung der Kausalitätsannahme, daß Aids singulär durch HIV verursacht wird. Ausgelöst wurde dieser Prozeß durch das medizinische Erklärungsvakuum über das wandlungsreiche Funktionieren des Erregers und die Strategielosigkeit hinsichtlich einer möglichen Eliminierung. Das offene Eingeständnis vieler Mediziner und Virologen, bei Aids vor einem Rätsel zu stehen, verursachte einen massiven Vertrauensbruch in die ärztlich-medizinische Problemlösungskompetenz. Dieses Defizit wurde schnell von Alternativ- und Nichtmedizinern geschlossen, was auch zu einem veränderten Problemerkennungsprozeß führte. Es weiteten sich die möglichen Ursachen und Entstehungsannahmen über Aids in dem Maße aus, wie unterschiedliche Interessengruppen sich der Lösungsproblematik annahmen. Religiöse Gruppen machten die Übertretung religiöser Normen für Aids verantwortlich, Psychologen vermuteten psychische Faktoren bei der Entstehung von Aids etc.

Die starke Hervorhebung, daß Aids durch Ko-Faktoren (mit-) verursacht wird, die aus den Folgen der Lebensführung resultieren, zeigt den Einfluß des moralischen Realismus in dieser Bildkonstruktion. Subjektive und objektive Prozesse werden vermengt und beliebig miteinander kombiniert. Der Anteil innerer und äußerer Einflüsse an der Krankheit und ihrem Ausbruch wird unspezifisch dargeboten und ist variabel.

Die Entstehung von HIV/Aids wird auch mit einer Reihe von Faktoren assoziiert, die einen schädigenden Einfluß auf das Immunsystem haben können.[168] Dadurch wird zwar nicht die Genese erklärt,

---

[167] Siehe dazu: Duesberg (1989, S. 115). Zuletzt bot es dies, wie Der Spiegel (Nr. 22/1992, S. 240) berichtet, öffentlich im Jahr 1992 auf einem Kongreß in Amsterdam an.

[168] Duesberg betrachtet das Aids-Syndrom als die Folge des Zusammentreffens von zwei Epidemien (die eine in Afrika, die andere in USA und Westeuropa) und etwa 25 opportunistischen Infektionen, deren Entstehen seiner Ansicht nach auf den massiv angestiegenen Drogenkonsum in den siebziger Jahren

sondern die Anfälligkeit für das Virus. Das Virus verliert jedoch seine Gefährlichkeit, und Aspekte der individuellen Lebensführung und soziale Einflüsse erscheinen risikobeladener als das Virus.

Eine wesentliche negative gesellschaftliche Folge der Ko-Faktoren-Betrachtungsweise ist die Stigmatisierung bereits betroffener Gruppen. Diesen wird aufgrund ihres Handelns (Promiskuität, Drogeneinnahme) ein Eigenverschulden an der Krankheit zugeschrieben, was Ausgrenzung und soziale Isolation fördert. In der sogenannten Normalbevölkerung verschiebt sich die Aufmerksamkeit weg vom Virus hin zu den Ko-Faktoren. Dadurch verringert sich zwangsläufig die Aufmerksamkeit für Safer sex-Praktiken. Die Popularität der Ko-Faktoren-Ansätze ist aber auch ein Teil des unbewußten Wunsches, daß überhaupt kein Virus existiert. Die empfundene Schutzlosigkeit vor dem Virus, die in hohem Maße dem Ausbleiben medizinischer Erfolge entsprang, konnte durch die Ko-Faktoren-Diskussion abgemildert werden.

HIV und Aids werden aber nicht nur als die Folgen der modernen Lebensart gehandelt. Gleichzeitig scheint die Krankheit auch ein evolutionäres Korrektiv darzustellen, um den Menschen wieder auf den rechten Weg zu bringen. So glaubt der Fuldaer Erzbischof Dr. Johannes Dyba, daß die Immunschwäche Aids die Menschen auf den rechten Pfad zurückbringen soll: Gottes Strafen seien nicht heillose Racheakte, sondern Ausdruck seines tiefsten Heilswillens.[169] Auch der Rheinische Merkur richtet sich fragend an seine Leser, ob die Natur durch die Epidemie nicht nur ihr Heimatrecht zurückfordere.[170] Natur übersetzt der Autor dabei mit Tugend, die seiner Meinung nach "unter dem Jubelgeschrei der Zeitgeister vertrieben wurde".

2.4 Die Entstehung von HIV/Aids in alten Gesellschaften

Während im vorigen Kapitel die modernen Lebensumstände in der westlichen Zivilisation mit der Entstehung und Verbreitung von Aids

---

verbunden mit Fehlernährung, Medikamentenmißbrauch wie Antibiotika als Dauermedizin, pestizidverseuchtem Obst und Gemüse und Umweltschädigungen zurückzuführen ist.

169 Ärzte-Zeitung vom 2.5.1988.

170 Rheinischer Merkur vom 17.8.1985.

in unterschiedlicher Weise assoziiert wurden, stellt sich nun die Frage, welche Gründe für den Ursprung der Krankheit in den weniger entwickelten Gesellschaften sprechen. Dem Bild, das Aids als eine logische Folge der typischen Lebensweisen auf dem westeuropäischen und nordamerikanischen Kontinent erscheinen läßt, setzt die Vorstellung über den Ursprung in alten und traditionalen Kulturkreisen eine Palette von Argumenten entgegen. Nicht der kulturelle Fortschritt ist demzufolge für HIV/Aids verantwortlich zu machen, sondern die Rückständigkeit der Bewohner der Karibik und Afrikas gerieten gleich zu Beginn der Epidemie in den Interessenfokus der Forscher und der Öffentlichkeit. Die sogenannte Haiti-Theorie entstand etwa zeitgleich mit der Afrika-Theorie.[171] Daß Haiti nach Ansicht der Forscher mit dem Ursprung der Seuche zu tun gehabt haben mußte, lag einerseits an der hohen Prävalenz[172] bei haitianischen Einwanderen in den USA. Es wurde aber andererseits auch vermutet, daß nordamerikanische Homosexuelle, die die Karibikinsel als beliebten Ferientreffpunkt frequentierten, sich dort infizierten und das Virus anschließend in den Schwulenmetropolen der Vereinigten Staaten verbreiteten.

Daß auch Afrika zu Beginn der Aids-Diskussion als Ursprungsland des Virus genannt wurde, erstaunt auf den ersten Blick, denn zu den Personen, bei denen Aids zuerst festgestellt wurde, gehörten kaum Afrikaner. Wie die Analyse der Patienten Null zeigte, zählten vornehmlich Menschen der westlichen Welt zu den ersten Opfern. Umstritten war in der Anfangszeit auch, daß die Epidemie an zwei Stellen der Welt gleichzeitig ausgebrochen sein sollte. Die große geographische Distanz zwischen beiden Orten und die unterschiedlichen Lebensbedingungen machten die Parallelentwicklung eines Erregers unwahrscheinlich. Aufgelöst wurde dieser Widerspruch jedoch durch die Annahme der Epidemiologen, daß Haiti[173] lediglich eine Erregerbrücke zwischen Afrika und Amerika war: Haitianische Gastarbeiter haben bei ihrer Rückkehr aus Zaire den Krankheitserreger in ihre Heimat eingeschleppt. Doch der Weg des Virus gibt noch keinen Auf-

---

171 Passauer Neue Presse vom 10.5.1983.

172 Das Ausmaß der Krankheit Aids wird durch Prävalenz und Inzidenz beschrieben. Der Begriff Prävalenz steht für die Häufigkeit einer Krankheit in einer bestimmten untersuchten Bevölkerungsgruppe. Inzidenz beschreibt die Zahl der Neuinfektionen pro Zeiteinheit und ist damit ein Indikator für die Geschwindigkeit der Ausbreitung.

173 Schon 1982 berichteten die Zeitungen über den hohen Anteil Infizierter bein Emigranten aus Haiti. Vgl.: Nordwest-Zeitung vom 11.8.1982.

schluß über seine Entstehung. Nicht nur die - in der (Fach-)Literatur häufig angeprangerten - Unterstellungen afrikatypischer Promiskuität und Triebhaftigkeit sollen einen Hinweis auf die Entstehung des HI-Virus geben. Es lassen sich weitere spezifische Bilder festhalten, mit denen eine Entstehung des Virus auf dem afrikanischen Kontinent bzw. auf Haiti erklärt wird.

2.4.1 Historische Gründe und die Entstehung von HIV/Aids

Auch für alte Gesellschaften werden historische Gegebenheiten angeführt, die die Verbreitung und die Entstehung des Virus erklären. Ein wesentliches Element, den Ursprung des Virus in Afrika zu beweisen, sind die unterschiedlichen Annahmen über den Zeitpunkt seines ersten Auftretens. Dadurch wird, wie die folgenden Berichte verdeutlichen, keine konkrete Ursachenerklärung möglich. Denn der frühe Nachweis des Erregers in Afrika bedient sich einer anderen Argumentationsfigur. Dadurch, daß HIV schon viele hundert Jahre alt sein soll, entsteht der Eindruck, daß es ihn dort schon immer gegeben hat. Der Auslöser der Immunschwäche wird so untrennbar mit dem schwarzen Kontinent verbunden. In einigen Meldungen reichen die Zeitrechnungen über zweitausend Jahre in der Zeitrechnung zurück. So berichtet die Ärzte-Zeitung über eine Meldung der Kairoer Zeitung „Al Missa".[174] In dem inhaltlich übernommenen Artikel wird auf die Genialität des Kulturvolkes am Nil zu Zeiten der Pharaonen rekurriert, die das Virus schon damals kannten und es zu bekämpfen wußten. In den Wandinschriften eines im Süden Ägyptens freigelegten antiken Grabes wurden die Heilerfolge eines Arztes über eine Krankheit gerühmt, die eine große Ähnlichkeiten mit Aids aufweist.

> "Wie aus den Inschriften weiter hervorgehe, hätten die pharaonischen Ärzte die Symptome innerhalb eines Monats durch Abkochen und Auszüge von Kaktus, Knoblauch, Zwiebeln, schwarzem Kümmel und Bienenhonig sowie durch Einreiben mit besonderen Salben kuriert."

Die Vermutung, daß Aids in Ägypten schon seit Jahrtausenden existierte und bekannt war, wird im Jahr 1997 wieder aufgegriffen.[175] Diesmal hat die Meinung des US-Mediziners Richard Albin unter Experten für eine Kontroverse gesorgt. Albin interpretiert Symbole

---

[174] Ärzte-Zeitung vom 1.2.1994.

[175] Berliner Zeitung vom 25.1.1997.

auf einer gefundenen Papyrusrolle als eine Bezeichnung für Aids. Die Zeichen deuten auf den sexuellen Übertragungsweg der Krankheit hin, die das Pharaonenreich einst heimgesucht habe. Um seine These zu stützen, so berichtet die Zeitung weiter, beabsichtigt der Mediziner, Körperreste der Mumien mit Hilfe eines sensiblen Untersuchungsverfahrens auf HIV-Antikörper zu untersuchen. Dadurch ließe sich die frühe Existenz der Krankheit beweisen.

Eine andere Form, die Erstentstehung des Virus in Afrika zu belegen, ist die direkte Analyse der Genome des Erregers. Da Viren eine hohe Mutationsrate besitzen, lassen sich anhand der genetischen Veränderungen präzise Zeiträume bestimmen, die auf den Entstehungszeitpunkt hinweisen. 1987 fanden Frankfurter Aids-Forscher ein für die hiesigen Breitengrade untypisches Virus. Der Erreger, der zur Familie HIV-2 gehörte, wurde aus dem Blut einer Ghanaerin isoliert, die in ihrer Heimat dem ältesten Gewerbe der Welt nachging. In verschiedenen Meldungen, die zu dem seltenen Fund Stellung nehmen, wird in kurzer Folge das Alter von "HIV-2 alt" mit 40, 150, 200 und 600 - 900 Jahren angegeben.[176] Zum jeweiligen Zeitpunkt soll das Virus vom Affen auf den Menschen übergesprungen sein. Dadurch wird gleichzeitig auch der Beweis erbracht, daß Aids unmöglich aus einem Labor der US-Streitkräfte stammen kann:[177]

> "Wie Prof. Helga Rübsamen-Waigmann vom Chemotherapeutischen Forschungsinstitut (Frankfurt am Main) auf dem Hamburger Aids-Kongreß feststellte, spreche das Alter dieses zweifellos krankmachenden 'Alt-Virus' eindeutig dagegen, daß Aids in irgendeinem Genlabor entstanden sein könnte, denn auch für moderne Gentechnik sei es schlicht unmöglich, so viele Variationen auszulösen."

In der historischen Deutungsperspektive findet auch das Argument des Sklavenhandels wieder Verwendung. Wurde der Menschenraub der frühen Neuzeit in den Bildern über die Entstehung in modernen Gesellschaften als Beweis gehandelt, Aids stamme aus der westlichen Welt und wurde durch die Eroberer eingeschleppt, so werden nun die Sklaven als die Überträger der Krankheit von Afrika nach Europa bezeichnet. Im Jahre 1983, also schon zu Beginn der Epidemie, vertritt der Mitentdecker des HI-Virus, Robert C. Gallo die The-

---

176 In der Reihenfolge: Süddeutsche Zeitung vom 4.1.1990, die tageszeitung vom 28.11.1990, Frankfurter Allgemeine Zeitung vom 4.7.1990 und Frankfurter Rundschau vom 29.1.1991.

177 Frankfurter Rundschau vom 29.1.1991.

se, Aids sei vermutlich ein spätes Erbe der Sklaverei. Die Süddeutsche Zeitung faßt die Aussagen Gallos zusammen:[178]

> "Gallo vermutet, daß die Negersklaven, die vor allem von den Portugiesen vermehrt seit der zweiten Hälfte des 17. Jahrhunderts aus Afrika eingeschleppt wurden, das Virus in die Neue Welt gebracht haben."

Seiner Ansicht nach erklärt sich dadurch auch das Auftreten der Krankheit in Japan. Die Süd-Insel war im 17. Jahrhundert von Portugiesen besetzt, die auch Sklaven aus Afrika mit sich führten.

Zum Ende des Jahres 1997 berichten die Dresdner Neuste Nachrichten von einem Holländer, der deutsche Kolonisten für den Kontinentensprung des Virus verantwortlich macht.[179] Der niederländische Aids-Experte Jaap Goudsmit geht davon aus, daß deutsche Plantagenbesitzer in der Zeit vor 1939 schon mit einem Vorläufer des heutigen Aids-Virus infiziert waren. Nachdem die Siedler während des Zweiten Weltkrieges von den Briten ausgewiesen wurden, gingen einige zurück nach Danzig, wo dann kurze Zeit später die gleiche Form der Lugenentzündung ausbrach, die dem fortgeschrittenen Krankheitsbild von Aids entspricht.

2.4.2 Der Artensprung vom Affen zum Menschen

Die genetische Ähnlichkeit des Aids-Erregers mit Viren verschiedener Affenarten, den Makaken (Halsband-Mangaben und Grünen Meerkatzen), nährte bei vielen Virusforschern die Vermutung, daß ein Artensprung für die Entstehung von Aids verantwortlich war. Es stellte sich jedoch die Frage, wie das Virus vom Affen auf den Menschen gelangte. In den Medien wurden Varianten gehandelt, die zum Teil kombiniert, den Durchbruch durch die Artenbarriere erklären sollten. So wurden u.a. der Voodoo-Kult auf Haiti, aber auch Fruchtbarkeitsrituale in Afrika für die Entstehung von Aids verantwortlich gemacht. Schon 1983 berichtet die Kölnische Rundschau über diesen Verdacht:[180]

> "Auffällig war auch, daß viele, nicht homosexuell veranlagte männliche Einwanderer von Haiti von AIDS betroffen waren. Man vermutet, daß

[178] Süddeutsche Zeitung vom 22.6.1983.

[179] Dresdner Neuste Nachrichten vom 6.11.1997.

[180] Kölnische Rundschau vom 10.5.1983.

> dies mit dem Voodoo-Kult auf Haiti zusammenhängt, bei dem Tierblut in menschliche Wunden gebracht wird. Hierbei könnte Aids entstehen."

Als medizinischen Grund, für die Verwendung von Tierblut in Wunden, nennt die Frankfurter Rundschau einen beschleunigten Heilungsprozess.[181] Über die sozialen Motive der Tierblutapplikation in Afrika gibt der afrikanische Anthropologe A. Kashamura Auskunft, der in einem Bericht der Neuen Zürcher Zeitung zu Wort kommt:[182]

> "Um einen Mann oder eine Frau sexuell zu stimulieren und in ihnen eine intensive sexuelle Aktivität hervorzurufen, injiziert man einem Mann Blut von einem männlichen Affen und einer Frau von einer Rhesus-Äffin in beide Oberschenkel, in die Schamgegend und in den Rücken."

Genauere Beschreibungen über den Voodoo-Kult auf Haiti bzw. die Fruchtbarkeitsrituale in Afrika, bei denen die Übertragung stattgefunden haben soll, lassen sich in der Tagespresse kaum finden. Sie werden sozusagen selbstredend gehandelt: Der Voodoo-Kult ist etwas Geheimnisvolles, was natürlich nicht genau beschrieben werden kann - sonst wäre es ja kein Geheimkult. Allein der Hinweis auf den Kult genügte jedoch, um den Verdacht zu verifizieren. In ähnlicher Form wurde die Vorstellung über die Fruchtbarkeitsrituale akzeptiert. Da Aids sehr früh als eine sexuelle Krankheit definiert wurde, schien die Erklärung, daß das Virus durch eine sexuell motivierte Handlung (Steigerung der Potenz/Fruchtbarkeit) die Artenbarriere durchdrang, ebenfalls naheliegend.

Eine andere Erklärung für die möglichen Umstände, die zu der Tier-Mensch-Übertragung führten, bietet der Mitentdecker des Aids-Erregers. Professor Robert Gallo, Chef des Laboratoriums für Tumorzellbiologie am Nationalen Krebsinstitut der Vereinigten Staaten, glaubt an einen weniger spektakulären Übertragungsweg. In einem Interview mit dem Spiegel bringt Gallo zum Ausdruck, daß dem kulturellen Alltag der Afrikaner anhaftende Ernährungsweisen den Artensprung ermöglichten:[183]

> "Gallo: ... man braucht nur in Kinshasa über den Markt zu gehen. Da sind sie überall, die grünen Affen, es ist für die Leute ein Nahrungsmittel, und natürlich gehen sie hinaus und jagen die Affen, und sie erzählen Geschichten, wie sie gebissen und gekratzt wurden.
>
> Der Spiegel: War das der Übertragungsweg?

---

[181] Frankfurter Rundschau vom 19.3.1983.

[182] Neue Zürcher vom 26.8.1987.

[183] Der Spiegel (Nr. 35/1985, S. 166).

> Gallo: Biß- und Kratzwunden, natürlich. Aber auch wenn jemand rohes Fleisch, Affenfleisch, in den Mund bekommt und Zahnfleischbluten hat. Hauptsächlich glaube ich: Wenn man die Affen essen will, dann beißen die eben."

In den Erklärungsansätzen über den Artensprung werden zwei wesentliche Faktoren festgeschrieben, die Afrika bzw. Haiti als Ursprungsort definieren. Erstens wird indirekt behauptet, daß HIV schon immer, zumindest im Tierreich vorhanden war. Zweitens werden magische Fruchtbarkeitsrituale und das Ernährungsverhalten als konkrete Handlungen geschildert, die für das Aufkommen des Erregers in der Menschheit verantwortlich zu machen sind.

2.4.3 Von der Dorfkrankheit zur Weltkrankheit

Eine andere Variante, die Afrika als Entstehungsort von Aids beschreibt, geht von einem "ruhenden Virus" aus. HIV, so die Vermutung, existierte in Afrika schon seit langer Zeit. Bedingt durch andere Krankheiten, die die Folgen des HI-Virus überdeckten und die geographische Abgeschiedenheit der ersten Brutstätten des Erregers, stellte Aids keine Gefahr für die Weltpopulation dar. Der Erreger hielt sich sozusagen selbst in Schach. Erst durch die steigende Mobilität und durch Wanderungsbewegungen auf dem schwarzen Kontinent konnte HIV aus den entlegensten Gebieten ausbrechen und mit der Außenwelt in Kontakt kommen. Ein typisches Beispiel für dieses Bild gibt die Frankfurter Aids-Forscherin Helga Rübsamen-Waigmann in der Frankfurter Rundschau:[184] Ihrer Meinung nach sei Aids

> "eine sehr alte Krankheit, die lange irgendwo im afrikanischen Busch örtlich begrenzt vorhanden war, bevor sie sich durch die Entwicklung der großen Städte und der dazugehörigen Verkehrswege zunächst über den afrikanischen Kontinent und dann über die ganze Welt ausbreiten konnte."

So sieht es auch der Präsident des Paul-Ehrlich-Institutes in Frankfurt, Professor Reinhard Kurth. Die Neue Ärztliche berichtet über seine Vermutungen:[185]

> "Kurth glaubt eher, daß es sich bei Aids um eine afrikanische Dorfkrankheit handelt, die es dort seit Urzeiten gibt, die sich aber aufgrund

[184] Frankfurter Rundschau vom 29.1.1991.

[185] Die Neue Ärztliche vom 24.2.1987.

der Abgeschiedenheit der Dörfer nie ausbreiten konnte. Durch die Erschließung Afrikas ist aus einer Dorfkrankheit eine Weltkrankheit geworden."

Es wurde aber auch die Möglichkeit in Betracht gezogen, daß das Virus seine Pathogenität erst im Zuge seiner Verbreitung freisetzte. So wird über eine Theorie des Göttinger Nobelpreisträgers Manfred Eigen berichtet, der als Resultat einer Modellrechnung postuliert, daß sich beide HIV-Typen (HIV-1 und HIV-2) vor etwa 900 Jahren getrennt haben.[186] Eigen nimmt an, daß das Virus bei einigen Volksstämmen schon seit Jahrhunderten passiv vorhanden waren. In den fünfziger und sechziger Jahren sei das Virus dann herausgetragen worden und traf auf "unvorbereitete Afrikaner". Von diesem Zeitpunkt an habe es dann seine Ausbreitung in der Welt gefunden.

Auch bei dieser Vorstellung über die Entstehung von HIV/Aids ist Afrika der Ursprungsort. Es läßt sich bei diesem Bild eine gewisse Analogie aufzeigen, in der das "Erwachen" des Erregers mit dem "Erwachen" des Schwarzen Kontinents gleichgesetzt wird. Aids, so könnte man schlußfolgern, wäre nie zu einer Gefahr für die Menschheit geworden, hätte es auf dem afrikanischen Kontinent keine grundlegenden Veränderungen (Mobilität) gegeben. Insofern weißt diese Vorstellung Parallelen zu den Annahmen auf, die die Immunschwäche als ein Resultat der modernen Lebensführung interpretieren.

2.4.4 Sexualität und die Entstehung von HIV/Aids

Die oben genannten Bilder sind elementare Bestandteile der Afrika- und Haiti-Theorie. Sowohl die historischen Gründe, die Rituale und auch die Annahmen über die Dorfkrankheit werden in der Fachliteratur in zum Teil kombinierter Form als Entstehungserklärung verwendet.[187] Doch es stellt sich die Frage, welche Faktoren zusätzlich zur erhöhten Mobilität und der wachsenden Infrastruktur für ein Ausbrechen des Virus aus den "ersten Brutstätten" verantwortlich waren. Wie auch im Kapitel über die modernen Gesellschaften beschrieben, wird das Sexualverhalten als ein wichtiger Aspekt gehandelt, die "African Connection" zu beweisen. Speziell heterosexuelle

---

[186] Frankfurter Rundschau vom 5.6.1993.

[187] Koch (1989, S. 2ff.).

Männer werden als "Motor der Seuche" beschrieben. In einem Interview mit Jacques Bugnicourt aus Senegal, Generalsekretär der Umwelt- und Entwicklungsorganisation ENDA (Environement et Développement en Afrique) wird dies deutlich:[188]

> "Genauere Untersuchungen aber beweisen, daß die wahren 'sexuellen Vagabunden', also die tatsächlichen Wegbereiter des Virus, alleinstehende Männer sind oder Ehemänner sind, die eine 'Polygamie de fait' praktizieren. Unter denen muß man zunächst die Soldaten nennen. Die Armeen Afrikas stellen in Afrika den wesentlichen Verbreiter von Aids dar. In manchen Staaten sind mehr als die Hälfte der Armeeangehörigen infiziert."

Auch die Autoren der New England Journal-Studie of Medicine vermuten, daß promiskuitive Männer in Afrika die Virusüberträger gewesen sein müssen. Begründet wird der Verdacht durch die Feststellung, daß Prostituierte in Nairobi, die Kontakte zu Männern aus Uganda, Ruanda und Burundi hatten, einem überdurchschnittlich hohem Infektionsrisiko ausgesetzt waren.[189]

Generell erwecken viele Artikel in den Printmedien den Eindruck, daß Aids in Afrika allein auf die hohe Partnerfrequenz zurückzuführen sei. Auch Robert Gallo sieht in der Promiskuität der Afrikaner den Hauptgrund für die massive Verbreitung des Erregers:[190]

> "In vielen afrikanischen Ländern ist Prostitution mit vielen Partnerinnen so, als wenn man in Deutschland Bier trinken oder in Italien Espresso nehmen geht. Das hängt mit der traditionellen Polygamie der Stammeshäuptlinge zusammen."

Der unterstellten ungezügelten Triebhaftigkeit fiel selbst eine Nonne spektakulär zum Opfer. Unter der Überschrift "Nach Liebesabenteuer: Nonne starb an Aids" wird von einer 52-jährigen kanadischen Ordensfrau berichtet, die sich in Port-au-Prince auf Haiti um Prostituierte kümmerte.[191] Dabei soll sie einen Mann kennengelernt und erstmals in ihrem Leben eine sexuelle Affäre gehabt haben. Die Frau kehrte schließlich durch das Virus entkräftet nach Kanada zurück, wo sie an den Folgen der Infektion verstarb. Für das britische Ärzteblatt Lancet war der Tod der Nonne ein weiter Hinweis dafür, daß

---

188 die tageszeitung vom 7.1.1991.

189 Die Zeit vom 28.2.1986.

190 Der Spiegel (Nr. 35/1985, S. 165).

191 Frankfurter Rundschau (Abendpost Nachtausgabe) vom 19.9.1983.

Aids aus Haiti stammt, bevor das Leiden über Umwege den nordamerikanischen Kontinent erreichte.[192]

Die Auffassung von der überwiegend heterosexuellen Verbreitung von Aids in Afrika wird durch ein homosexuelles Entstehungsmuster ergänzt. Der englische Wissenschaftler Dr. Jonathan Weber vom Londoner St. Mary's Hospital behauptet, daß in den afrikanischen Ländern, in denen das Kaposi-Sarkom verbreitet sei, die Männer im allgemeinen erst mit Anfang vierzig heiraten, wenn sie sich den Brautpreis leisten können.[193] Vorher dürfen sie nur homosexuell aktiv sein, so der Wissenschaftler.

Auffällig ist, daß die Verbindung von menschlicher Sexualität und der Entstehung von Aids für moderne und alte Gesellschaften unterschiedlich gewertet wird. Während die Kirchen in moralisch verwerflichem und schuldhaftem Sexualverhalten die Wiege des Erregers sehen, wird in der afrikanischen Variante die hohe Partnerfrequenz thematisiert. Die stereotype Beschreibung ungehemmter Promiskuität erweckt den Eindruck, daß hier das Grundübel der Epidemie zu suchen ist.

2.4.5 Die Entstehungsbilder für alte Gesellschaften

Von westlicher Seite wird in den Medien Afrika (Haiti) als Ursprungskontinent bestimmt. Die kulturellen Eigenheiten, aber auch moderne Entwicklungsprozesse werden als Argument genutzt, Aids und Afrika in einem Atemzug zu nennen. Aus diesen Entstehungsbildern für alte Gesellschaften lassen sich zwei grundsätzliche Annahmen über die Genese von HIV/Aids ableiten. Erstens die Modernisierungs-Annahme: Das Virus war schon immer in Afrika, bis es durch Modernisierungsprozesse ausbrechen konnte. Zweitens die Animalitäts-Annahme: Die Entstehung des Pathogens ist die Folge des Artensprungs vom Affen zum Menschen, den die Afrikaner zu verantworten haben.

In der Modernisierungs-Annahme wird davon ausgegangen, daß das Virus schon immer auf dem schwarzen Kontinent vorhanden war. Dadurch wird Afrika erst einmal als Ursprungsort unhinterfragt festgelegt. Da der Erreger aufgrund der Abgeschiedenheit der

---

[192] Süddeutsche Zeitung vom 19.9.1983.

[193] Kölnische Rundschau vom 28.3.1984.

Orte seines ersten Auftretens keinen Schaden anrichten konnte, verschiebt sich die Aufmerksamkeit auf die Aspekte, die für seine Freisetzung verantwortlich zu machen sind. Die sich einstellenden sozialen Veränderungsprozesse und deren Begleiterscheinungen werden zu Ko-Faktoren, die für das Ausbrechen von HIV verantwortlich gemacht werden. Handel, Wanderungsbewegungen, Tourismus, Kriege und auch der zeitlich zurückliegende Sklavenhandel zählen zu den Gründen, die ein Aufkommen und die Verbreitung des Pathogens ermöglicht haben.

Die Animalitäts-Annahme beruht auf der Vorstellung des Artensprungs vom Tier auf den Menschen. Die enge Verbindung zwischen Affe und Mensch, die phylogenetisch akzeptabel, in ihrer sozialen Form aber primitiv erscheint, wird zum Sündenfall der Seuche. Bemerkenswert an diesem Bild ist, daß die Verbindung zum Tier, wenn auch indirekt, in sexueller Form gedeutet wird. Durch magische Handlungen und rituelle Praktiken, die eine Steigerung der Libido zum Ziel haben sollen, wird der Erreger zur Gefahr für die Menschheit.

Es fällt relativ leicht, den beiden Annahmen Glauben zu schenken. Die Vorstellung, daß Rückständigkeit etwas mit Seuchen zu tun hat und der unterstellten hochfrequenten Promiskuität etwas Tierisches, Unzivilisiertes anhaftet, amalgamiert zu der Fiktion, daß jeder Schwarze ein Virusträger sein muß. Die Ressentiments gegen Schwarze als potentielle Virusverbreiter haben natürlich auch in den Medien immer wieder ihren Niederschlag gefunden. Bezeichnend für diese Angst ist ein Fall aus dem Raum Stuttgart im Jahre 1987. Bei einer schwarzen Hebamme wurde die Einstellung aufgrund ihrer Hautfarbe abgelehnt. Der Chef der Klinik gab zu, daß die Entscheidung "was mit Aids zu tun hat".[194] In einer anderen Meldung wird berichtet, daß in Irland Schwarze laut internen Richtlinien vom Blutspenden ausgeschlossen werden.[195]

So klingt es im Gegenzug auch plausibel, wenn Medizinmänner und Wunderheiler in die Safer sex-Kampagnen mit einbezogen werden. 1994 berichtet die Süddeutsche Zeitung daß Wunderheiler, die in Ostafrika gegen Aids eingesetzt werden, Safer sex empfehlen.[196] Zwei Jahre später gibt der WHO-Regionaldirektor Ebrahim Samba in Botswana bekannt, daß Medizinmänner eingeladen werden, um

---

194 Ärzte-Zeitung vom 4.3.1987.

195 die tageszeitung vom 27.1.1997.

196 Süddeutsche Zeitung vom 4.8.1994 und Die Welt vom 11.2.1988.

die Wirksamkeit ihrer Praktiken und Arzneien zu überprüfen.[197] Über die Ergebnisse dieses Versuches wurde leider nichts berichtet.

[197] Süddeutsche Zeitung vom 16.2.1996.

Kapitel 3

3 Die Prognosen über HIV/Aids

Das Gegenstück zu den Entstehungsansätzen stellen die prognostischen Ansätze dar. Sie zerfallen jedoch nicht in vier Teilbilder, wie dies im vorangegangenen Kapitel der Fall war. Die Prognosen bilden in ihrer jeweils extremen Ausrichtung eine geschlossene Einheit und begründen ein dichotomes Verhältnis zueinander. Die apokalyptische Vision und die kollektiven Vorstellungen der Entwarner sind wie die zwei Seiten einer Medaille.

Dieses Verhältnis läßt sich anhand der Printmedien nachzeichnen. Denn ein wesentlicher Teil der Berichterstattung über Aids wird von der Frage bestimmt, mit welchen Entwicklungen der Seuche in der Zukunft zu rechnen ist. Die wenigen gesicherten Erkenntnisse, auf die man gerade während der Anfangsjahre zurückgreifen konnte, erlaubten vielfältige und widersprüchliche Prognosen. Sollte Aids nur ein kurzes Gastspiel in der Geschichte der Infektionskrankheiten haben, oder mußte man sich auf ein Leben mit einem Virus einstellen, das auch noch zukünftige Generationen bedrohen würde? Der Einfluß dieser Prognosen auf die individuellen und gesellschaftlichen Reaktionsweisen ist nicht zu unterschätzen. Einerseits besteht bei Prognosen immer die Möglichkeit, daß sie sich als selffulfilling prophecy bewahrheiten können, die Prognose also zur Ursache des Ereignisses wird. Andererseits ist auch nicht absehbar, in welchem Umfang Menschen auf die Vorhersagen so reagieren, daß der Eintritt der angekündigten Zustände dadurch verhindert wird.

Dieses Kapitel befaßt sich mit zwei extremen Ausrichtungen der Zukunftsannahmen über HIV/Aids. Die apokalyptische Vision hat bis vor wenigen Jahren in entscheidenem Maße das Bild der Krankheit geprägt. Ihre Blütezeit begann in Deutschland im Jahr 1984 als die Zahl der Aids-Fälle langsam stieg und endete 1996 mit der Welt-Aids-Konferenz im kanadischen Vancouver, auf der greifbare Erfolge in der medikamentösen Bekämpfung vorgestellt werden konnten. Das andere Extrem, die optimistische Zukunftsdeutung, begleitete die Aids-Diskussion latent vom Zeitpunkt ihres Auftretens an und dominiert diese seit 1996. Die optimistische Prognose, die sich als eine Entwarnung der angekündigten Apokalypse darstellt, nutzt zum Teil die gleichen Bilder, nur mit umgekehrten Vorzeichen.

In einem sich an dieses Kapitel anschließenden Exkurs über die Quantifizierung des Ansteckungsrisikos wird deutlich werden, wie konträr die unterschiedlichen Einschätzungen über den Seuchenverlauf anhand der Infektionsgefahren in intimen Situationen ausgelegt werden. Da der ungeschützte Sexualkontakt weltweit als der häufigste Übertragungsweg gilt, ist der Bewertung dieses Ansteckungsrisikos besondere Bedeutung beizumessen. Hier tritt besonders deutlich hervor, welchen Interpretationsspielraum die diversen Rechenmodelle für Risikosituationen ausweisen. Dabei zeigt sich, daß sowohl die apokalyptische Vision als auch die optimistische Prognose sich der Auslegung dieses Gefahrenmomentes gleichermaßen bedienen.

3.1 Die apokalyptische Prognose

> Wie die Krebs-Epidemie ist auch die Aids-Epidemie ein Hinweis auf eine uns bevorstehende Katastrophe. (L. A. Badgley[198])

Die Begriffe "Schwulenpest" und "Lustseuche" haben zu Beginn des Auftretens von Aids bereits andeutet, in welchen Dimensionen diese Krankheit aufgefaßt werden sollte. Einerseits wurde durch die Termini in überaus deutlicher Weise zum Ausdruck gebracht, daß es sich um eine Krankheit handelt, die ausschließlich Homosexuelle und jene gefährdet, die ihre Libido zügellos gewähren lassen. Andererseits wurde aber auch ein Seuchencharakter mit der Immunschwäche assoziiert. Die Seuchenphantasie bestach durch ihre Einfachheit und ermöglichte es, individuelle und kollektive Ängste zu kanalisieren und Betroffene als "Gefahrenquelle" sozial auszugrenzen.

Doch die eigentliche Angst vor einer Seuche nach dem Zuschnitt der Pest wurde erst durch andere Faktoren ausgelöst. Denn solange die Krankheit an bestimmten Personengruppen haftete und an eindeutige Verhaltensweisen gebunden war, war diese Pest keine richtige Pest und somit auch für die meisten Zeitgenossen nicht bedrohlich. Erst als sich die Berichte häuften, in denen von der vermeintlichem Entdeckung immer neuer potentieller Ansteckungsmöglichkei-

---

198 Badgley (1990, S. 11).

ten berichtet wurde, verbreiteten sich Panik und Hysterie, dem Virus schutzlos ausgeliefert zu sein. Als ein verstärkender Faktor traten die statistischen Hochrechnungen hinzu. Die vielfältigen Rechenmodelle über die zu erwartende Entwicklung und Ausbreitung der Krankheit generierten ein weiteres Bild der Apokalypse. Womöglich wäre dem HI-Virus bis heute nur eine geringe Aufmerksamkeit zugedacht worden, hätte man seine unheilbringende Potentialität nicht mit allen statistischen Mitteln hochgerechnet und damit zumindest zeitweilig dem Untergangsszenario eine hohe Eintrittswahrscheinlichkeit eingeräumt.

Die angekündigte Katastase hätte abgewendet werden können, wäre den Wissenschaftlern ein Durchbruch bei der Erforschung und Entwicklung eines Impfstoffes gelungen. Doch unbefriedigende Erfolge in der medikamentösen Therapieentwicklung und fortlaufende Rückschläge haben die Angst vor der massiven Bedrohung der menschlichen Existenz noch potenziert. Daran konnte auch die vergleichsweise zügige Entdeckung des Erregers und die Bestimmung seiner Übertragungswege wenig ändern.

3.1.1 Die Identifizierung immer neuer Infektionswege

Seit Mitte der achtziger Jahre häuften sich in der schreibenden Presse die Berichte über neue Gefahren durch bisher unbekannte Infektionswege. Wurde die Übertragung bis dato mit dem eng umrissenen Risiko der Hauptbetroffenengruppen assoziiert - also homosexuelle Praktiken, Drogengebrauch und Bluttransfusionen - so entstand nun die Angst der Allgegenwärtigkeit des Virus durch Berichte über immer neue Infektionsmöglichkeiten. Die Übertragung des Virus war mit einem Mal nicht mehr ausschließlich an stigmatisierte und risikoreiche Verhaltensformen gebunden, sondern die Gefahr konnte überall im Alltag lauern. Vornehmlich in der Boulevardpresse ließen sich Meldungen finden, die normale soziale Kontakte als ein potentielles Risiko für eine HIV-Infektion erklärten. Sowohl die flüchtige Begegnung, als auch der alltägliche Kontakt mit anderen Menschen, wurden als mögliche Gefahrenquellen definiert. Vor der drohenden Epidemie, so schien es, gab es kein Entrinnen.

In einer für dieses Bild beispielhaften Form formuliert die Massenpresse in einigen ihrer Überschriften und Artikeln die neue Allgegenwärtigkeit der Gefahr. Unter der Titelzeile, "Aids-Kranker im Bus. Angst in Hamburg" wird zum Beispiel die Nutzung öffentlicher

Verkehrsmittel zu einem nicht mehr zu kalkulierenden Risiko stilisiert, so daß letztlich das Eingreifen der Staatsgewalt erforderlich wurde:[199]

> "In einem vollbesetzten Bus ist gestern ein Aids-Kranker durch Hamburg gefahren. Bleich, zusammengesunken saß er zwischen 30 Fahrgästen. Schließlich holten Polizisten den 22jährigen Michael K. raus. Jetzt herrscht Angst in Hamburg: Hat sich jemand mit der tödlichen Seuche infiziert?"

Wissenschaftliche Unterstützung findet die Annahme, daß es sich bei Aids um eine hochgradig infektiöse Erkrankung handelt, der man kaum entkommen kann, in der Hamburger Morgenpost.[200] Diese meldet, daß HIV-Viren "durch die Luft fliegen können" und weitaus leichter übertragbar sind, als bisher angenommen. Dabei wird auf Forschungsergebnisse des Pasteur-Institues in Paris Bezug genommen, die nachwiesen, daß die Viren sich in festen und flüssigen Medien bei Zimmertemperatur bis zu zehn Tage in einem aktiven Zustand halten können. Selbst dann sind sie noch virulent und bilden deshalb eine potentielle Ansteckungsgefahr.

In großen Lettern richtet sich die Bild-Zeitung an ihre Leser, in dem sie fragt, ob Aids auch durch eine feuchte Aussprache übertragen werden kann.[201] Sicher ist sich das Blatt in einer anderen Ausgabe hingegen, daß schon beim Küssen eine Übertragung durchaus möglich ist:[202]

> "Nicht nur Homosexuelle, Fixer und Bluter sind gefährdet. Der Aids-Erreger konnte im Speichel nachgewiesen werden, kann sich sogar durch einen Kuß oder schlecht gespültes Geschirr übertragen. Bei Zahnfleischbluten oder einer eitrigen Mandelentzündung können die Erreger direkt in die Blutbahn eindringen."

Der Hinweis auf "schlecht gespültes Geschirr" universalisiert die Bedrohung und scheint jegliche Form der präventiven Orientierung unmöglich zu machen. Auch der Besuch bei einem Frisör oder in einem Schönheitssalon wird plötzlich zu einer unkalkulierbaren Gefahr. Als medizinische Gewährsperson für diese Vermutung wird der Facharzt und Bundestagsabgeordnete Dr. Karl Becker genannt, der schon kleinste Mengen von getrocknetem Blut an Scheren, Rasier-

---

[199] Bild/Hamburg vom 14.11.1984.

[200] Hamburger Morgenpost vom 27.10.1985.

[201] Bild/Hamburg vom 16.10.1985.

[202] Bild/Hamburg vom 19.10.1984.

messern und Nagelfeilen als infektionsrelevant einstuft.[203] Eine ähnliche Meinung vertritt auch der Medizinaldirektor des Staatlichen Gesundheitsamtes Bad Kissingen, W. Schmitz.[204] Die Aids-Bedrohung erfordere seiner Ansicht nach eine "organisierte Bertriebshygiene" zu der auch das Desinfizieren von Bürsten und Kämmen gehört. Auch Tränen werden zu einer riskanten Körperflüssigkeit, vor der man sich aufgrund der Ansteckungsgefahr schützen sollte:[205]

> "Wenn Sie jemanden trösten, seine Tränen trocknen wollen: Vorsicht! Der deutsche Professor Hans-Joachim Küchle warnt: Aids-Viren wurden auch in Tränen entdeckt, können durch sie übertragen werden."

Diese Einschätzung teilte auch der Frankfurter Aids-Experte Stille, der im selben Artikel zu Wort kommt. Seiner Ansicht nach stellt das gemeinsame Benutzen eines Taschentuches ein Risiko dar, das man vermeiden sollte.

Auch aus ländlichen Gebieten wurde über die vermutete Omnipräsenz des Erregers berichtet. Die kollektive Angst vor dem Virus veranlaßte die oberfränkische Stadt Lichtenfels, das städtische Hallenbad für Drogensüchtige zu sperren.[206] Begründet wurde die Verfügung durch den Umstand, daß bei zwei der 38 Patienten einer nahegelegenen Drogenklinik eine HIV-Infektion vermutet wurde. Obwohl die Regierung von Oberfranken eine allgemeine Gefahr ausschloß, entstanden in der Bevölkerung zum Teil hysterische Reaktionen, denen der Stadtrat, so die Meldung, durch die erwähnte Maßnahme Rechnung trug. Die Stadtverwaltung von Seelze bei Hannover war es auch, die die Kinderzahnpflege in den kommunalen Kindertagesstätten untersagte.[207] Die zuständigen Gesundheitsbehörden wollten jedoch nicht ausschließen, daß beim gemeinsamen Zähneputzen der Kinder eine Übertragung des Virus möglich ist.

Ebenso kam es im religiösen Milieu zu massiven Ängsten vor HIV und Aids. Eine Zeitung berichtet, daß der inzwischen verstorbene indische Religionsstifter Baghwan Rajneesh seinen Jüngern zum Schutz vor Aids geraten hat, sich nicht mehr die Hände zu schütteln.[208] Der damals 56jährige Guru bezieht sich in der Meldung auf

---

203 Bild/Hamburg vom 6.1.1985.

204 Frankfurter Neue Presse vom 23.9.1987.

205 Bild/Hamburg vom 29.11.1986.

206 Ärzte-Zeitung vom 14.1.1985.

207 Süddeutsche Zeitung vom 31.8.1987.

208 Ärzte-Zeitung vom 6.4.1988.

wissenschaftliche Beweise, aus denen hervorgeht, daß der Virus auch durch Schweiß übertragen werden könne. Auch bei den deutschen Amtskirchen grassierte die Angst vor einer HIV-Infektion, was schließlich zu einer Änderung ritueller Gewohnheiten führen sollte. In manchen Gebieten der Pfalz wurde 1985 aus Frucht vor einer Ansteckung von den Gläubigen beim Abendmahl[209] nur noch aus Einzelkelchen getrunken.[210] Nach Auskunft eines Superintendenten, der in einer Meldung der Ärzte-Zeitung zu Wort kommt, werden in den übrigen Gemeinden die Gemeinschaftskelche mit reinem Alkohol gereinigt, nachdem jeweils vier Besucher getrunken haben. Auch zwei Jahre später, lassen sich wieder gleichlautende Meldungen finden. Dieselbe Angst führte in einer evangelischen Gemeinde dazu, die Gewohnheiten bei der religiösen Zeremonie zu ändern:[211]

> "Aus Angst vor Aids reichen Pfarrer aus evangelischen Gemeinden des Kirchenkreises Hersfeld beim Abendmahl nicht mehr den Gemeinschaftskelch. Statt dessen wird das Brot in Wein oder Traubensaft eingetaucht."

Die Furcht, einer Infektion schutzlos ausgeliefert zu sein, manifestierte sich in den neunziger Jahren noch einmal im neuen Gewande. Ende des Jahres 1993 grassierte in Deutschland die Angst, in Krankenhäusern durch Bluttransfusionen infiziert zu werden. Waren zu Beginn der neuen Viruserkrankung durch den Transfusionsweg fast nur Hämophile betroffen, die durch Blutfaktorpräparate (Gerinnungsstoffe) angesteckt wurden, wähnten sich nun alle die gefährdet, die bei einer Operation Blutkonserven erhalten hatten oder erhalten sollten.

Das politische Vorspiel zu dieser neuen Form, ein hilfloses Opfer des Virus zu werden, lieferte der deutsche Blut-Aids-Skandal. Der vordergründige Anlaß dieses Polit-Spektakels war einer Liste des damaligen Bundesgesundheitsamtes (BGA) mit 373 anonym erfaßten Infektions-Verdachtsfällen. Die Fälle stammten zum größten Teil aus der Zeit vor 1985, als noch keine zuverlässigen Testmöglichkeiten zur Verfügung standen. Bundesgesundheitsminister Horst Seehofer (CSU), der sich durch die ihm angeblich vorenthaltende Liste hinter-

---

209 Diese Angst scheint sich auch bis in die jüngste Vergangenheit gehalten zu haben. Der deutsche Lizenznehmer "Church Data Services" bietet seit einigen Jahren ein portionsweise und hygienisch verpacktes Instant-Abendmahl an, das in den USA jedes Jahr 40 Millionen mal verkauft wird.

210 Ärzte-Zeitung vom 4.12.1985 und Frankfurter Rundschau vom 4.12.1985.

211 Ärzte-Zeitung vom 23.4.1987.

gangen sah, entließ den Chef des BGA und löste die traditionsreiche Berliner Behörde anschließend auf.

Der eigentliche Hintergrund des Skandals war jedoch die längst überfällige juristische Aufarbeitung des deutschen Bluterdramas. In der Bundesrepublik wurden in den achtziger Jahren mehr als 1.300 Bluter durch verseuchte Blutgerinnungspräparate infiziert.[212] Infolge der Schadensersatzansprüche, die von den Hämophilieverbänden angestrebt wurden, konnte nachgewiesen werden, daß Pharmaindustrie, Blutspendedienste, behandelnde Ärzte und schließlich das ehemalige Bundesgesundheitsamt zu spät auf die erkannte Gefahr reagierten. Sie trugen, wie die umfänglichen Ermittlungen der Staatsanwaltschaft ergaben, dazu bei, daß trotz wissenschaftlich erkennbarer Gefahr, ungetestete Blutpräparate noch verkauft wurden und eine rechtzeitige Vernichtung der Präparate oft aus kommerziellen Gründen nicht stattfand. Erkenntnisse über mögliche Gefahren und Verfahren zur Inaktivierung möglicher Erreger wurden nur schleppend und damit zu spät eingeführt. Daran schien sich, wie im Verlauf des Skandals aufgedeckt wurde, in mancherlei Hinsicht auch bis 1993 nichts geändert zu haben. Einigen Blutprodukte-Herstellern konnte nachgewiesen werden, daß sie Spenderblut von Risikopersonen verwendeten und dieses vor der Lieferung an Krankenhäuser nur nachlässig und unzureichend auf den Aids-Erreger überprüften. In einer Fallbeschreibung wird die unheilvolle Verbindung von seropositiven Spendern und der Verantwortungslosigkeit der Pharmaunternehmen eindrucksvoll dargestellt:[213]

> "Karlheinz Schmidt, 29, ist drogensüchtig. Jeden Tag muß er mindestens fünfzig Mark für ein halbes Gramm Heroin auftreiben. (...) Nicht selten hilft dem notorisch klammen Junkie eine Institution aus der Klemme, die, keine 100 Meter vom Drogen-Kiez der Hansestadt entfernt, am Steintorplatz 3 residiert. Im vierten Stock des Gebäudes betreibt die österreichische Firma Immuno ein Blutplasmazentrum."

Auch wenn das Risiko, sich in den neunziger Jahren bei einer Operation durch eine Blutkonserve infiziert zu werden, noch nicht einmal

---

[212] Hierzu gibt es unterschiedliche Angaben. Das Aids-Zentrum in Berlin meldete zum 1.7.1997 insgesamt 1.857 Fälle durch Bluttransfusionen, die auf den Angaben der anonymen Laborberichtspflicht resultieren. Dadurch fließen auch Doppelmeldungen in die Statistik mit ein. Nach Umfrageergebnissen einer anläßlich des Hamburger Hämophilie-Symposiums durchgeführten Studie beträgt die Zahl der HIV-positiven Hämophilen 1.355. Vgl.: Bundesgesundheitsblatt 8/1997.

[213] Der Spiegel (Nr. 36/1993, S. 240).

im Promillebereich lag (und liegt), erreichten die Ängste, bedingt durch den Skandal um das Bundesgesundheitsamt und um Blutproduktefirmen wie UB-Plasma ein erhebliches Ausmaß:[214]

> "Ärzte raten Patienten, die in jüngster Zeit bei einer Operation eine Bluttransfusion erhalten haben und nun fürchten, an Aids zu erkranken, einen Antikörpertest machen zu lassen. Die Mediziner weisen auf ein gewisses Restrisiko bei der Bluttransfusion hin."

3.1.2 Die hohe Ausbreitungserwartung

Die Angst vor Aids wurde in einem hohen Maß durch Spekulationen über die zukünftige Entwicklung der Verbreitung des Virus bestimmt. Im Vordergrund standen dabei die Berechnung allgemeiner Ausbreitungsraten, Promiskuitätsannahmen über den sexuell aktiven Teil der Bevölkerung und schließlich die Gefährlichkeit, die von neuen Virusvarianten ausgehen könnte.

Die Prognosen über Infektions- und Krankenzahlen leiteten sich in den ersten Jahren nach der Entdeckung des Erregers aus statistischen Hochrechnungen ab. Als Basis der Berechnung wurden die ermittelten Fallzahlen und Zeiträume der bisherigen Entwicklung zugrunde gelegt. Da anfänglich in sehr kurzen Zeitabständen eine stetige Zunahme der diagnostizierten Krankheitsfälle beschrieben werden konnte, nahm man an, daß sich diese Entwicklung auch in Zukunft in einer Vielzahl von Neuinfektionen manifestieren werde. Einige Beispiele sollen veranschaulichen, mit welchen Prognosen das rasche Ende der Menschheit wahrscheinlich werden sollte.

Schon im Jahr 1983, als Aids in den Medien vermehrt thematisiert wurde, berichtet eine norddeutsche Zeitung unter Berufung auf Johanna L'age-Stehr vom damaligen BGA, daß von einer halbjährlichen Verdoppelung der Aids-Fälle ausgegangen werden muß.[215] Bis zum Sommer des Jahres waren 31 Fälle gemeldet worden, so daß zum Jahresende mit 60 Fällen zu rechnen ist, berichtet die Zeitung weiter. Rechnet man die in der Meldung zugrunde gelegten 31 Aids-Fälle und die angenommene sechsmonatliche Ausbreitung für den Zeitraum bis 1994 hoch, so erhält man für das Jahr 1994 exakt 65.011.712 Aids-Kranke, was etwa der Einwohnerzahl der damaligen

---

[214] Frankfurter Allgemeine Zeitung vom 15.10.1993.

[215] Holsteiner Courier vom 5.8.1983.

Bundesrepublik entsprach.[216] Das hier vom Autor selbst durchgeführte Rechenbeispiel ist nicht ohne Vorbild. Im Jahr 1988 werden die Ausbreitungszahlen des Bundesgesundheitsministeriums veröffentlicht, in denen weiterhin von einer jährlichen Verdoppelung der Fall-Zahlen ausgegangen wird. Die Graphik 3 stellt das "Verdoppelungs-Modell" anschaulich dar.

Graphik 3: Das Verdoppelungsmodell

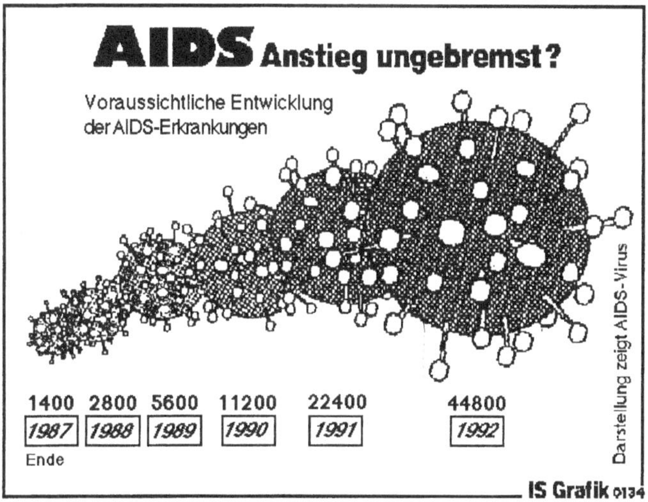

Quelle: Ärzte-Zeitung vom 14.3.1988

Die Graphik, die im Frühjahr 1988 in der Ärzte-Zeitung erschien, legt als Berechnungsbasis die 1.400 Aids-Fälle des Jahres 1987 zugrunde. Für das aktuelle Jahr (1988) wird schon von einer Verdoppelung der Fallzahlen ausgegangen, obwohl eine annähernd zuverlässige Berechnung zumindest das erste Quartal des Jahres 1988 hätte berücksichtigen müssen. Die Extrapolierung des Ausgangswertes wird bis in das Jahr 1992 fortgeschrieben. Für das Jahr 1997 hät-

[216] Eine Berechnung der Zahl der Erkrankung in diesem Tempo von 1983 bis 1994 ergibt 21 Halbjahre, also insgesamt 65.011.712 Aids-Fälle (31 Ausgangsfälle hoch 21 = 65.011.712).

te das zur Folge gehabt, daß mehr als 1,4 Millionen Personen an dem Erreger hätten erkrankt sein müssen.

Diesen Wert sieht die Bild-Zeitung schon wesentlich früher erreicht und verbreitet damit eine noch düstere Zukunftsprognose. In der Meldung, die 1986 erscheint, wird als Gewährsmann der Rechts- und Sexualmediziner Dr. Wolfgang Kröhn von der Universität Kiel zitiert, der von 2.000 Neuinfektionen täglich ausgeht.[217]

> "Bereits in vier Jahren (also 1990, Anmerk. des Autors) werden bei uns rund 1,5 Millionen Menschen infiziert sein!"

Etwas moderater fällt die Prognose in einer Titelgeschichte des Spiegels aus. Das Magazin, das bislang weit über hundert Artikel zum Thema Aids veröffentlichte, geht aber dennoch von einer massiven Bedrohung für die Zukunft aus:[218]

> "Hält der jetzige Trend an - und die Entwicklung in den USA, wo die Seuche eher auftrat, bestätigt ihn - werden schon 1990 eine halbe Million Westdeutsche das Aids-Virus haben."

Im Jahr 1987 titelte die Hamburger Morgenpost, daß bald jeder zweite Deutsche Aids haben wird.[219] Diese Meinung wurde auf dem XII. Hamburger Symposium zum Thema Aids von vielen Ärzten und Wissenschaftlern, unter anderem auch von Dr. Andreas Raedler von der Universitätsklinik Eppendorf, geteilt. Er geht davon aus, daß[220]

> "wenn nicht ein Wunder in der medizinischen Forschung passiert - und es sieht nicht so aus - ist in 30 Jahren die Bevölkerung zur Hälfte mit Aids infiziert."

Während sich die Prognosen über die Ausbreitung des Virus für die Bundesrepublik zu Beginn der neunziger Jahre schließlich auf dem Niveau der Daten der anonymen Laborberichtspflicht[221] stabilisierten, also von einer Apokalypse keine Rede mehr sein konnte, sorgte ein neues Erhebungsverfahren abermals für Besorgnis. Blieb in der Vergangenheit der Wunsch vieler Seuchen-Experten (und Politiker), alle Einwohner der Bundesrepublik auf HIV zu testen, um eine an-

---

217 Bild/Hamburg vom 18.7.1986.

218 Der Spiegel (Nr. 7/1987, S. 30).

219 Hamburger Morgenpost vom 14.12.1987.

220 ebd.

221 Die anonyme Laborberichtspflicht wurde am 1.10.1987 eingeführt und verpflichtet HIV-testende Institutionen zur Meldung der sero-positiven Ergebnisse an das Aids-Zentrum.

geblich verläßliche Datengrundlage zur epidemiologischen Situation[222] zu erhalten, unerfüllt, so sollte ein anonymer Massentest in bayerischen Krankenhäusern die ersehnte Transparenz in die bundesdeutsche "Durchseuchung" bringen. Im Rahmen einer Studie an fünf Kliniken in München und Erlangen wurden 1992 alle Patienten anonym auf HIV getestet.[223] Das AUT-Verfahren (Anoymer Unverknüpfbarer HIV-Test) basierte auf 20.000 Blutproben und zeigte auf, daß 1,12 Prozent der untersuchten Seren positiv waren.[224] Dieser Wert wurde statistisch bereinigt, daß heißt, der überproportionale Anteil von Aids-Kranken in Kliniken wurde in bezug auf die Gesamtbevölkerung heruntergerechnet. AUT legte schließlich eine sechsmal höhere Ausbreitung des HI-Virus in der Bevölkerung nahe als bisher angenommen. Danach lag die bereinigte Infektionsrate für die Bundesrepublik bei 0,3 Prozent, entgegen dem durch die bundesweite Laborberichtspflicht errechneten Wert von 0,06 Prozent.

Andere Prognosen begründeten einen starken Anstieg der Infektionszahlen mit der Annahme über eine massive Promiskuität in der Bevölkerung. Der Spiegel berichtet von einem Rechenmodell des britischen Epidemiologen Julian Peto, das dieser im Fachblatt "The Lancet" vorgestellt hat:[225]

> "Angenommen gerade zwei Prozent einer Bevölkerung seien 'hochpromisk' und die restlichen 98 Prozent hätten in 100 Tagen drei verschiede-

---

222 Ein Durchtesten der Bevölkerung hätte keineswegs ein realistisches Abbild der epidemiologischen Situation liefern. Das Bayessche Theorem besagt in diesem Zusammenhang, daß die Wahrscheinlichkeit von falsch positiven Ergebnissen (d.h. der Anteil von falsch positiven Befunden an der Gesamtzahl der ermittelten Befunde) umso größer ist, je geringer der Durchseuchungsgrad der untersuchten Population ist. Ein Durchtesten der Gesamtbevölkerung hätte auf jeden Fall zigtausende falsch positive und einige tausend falsch negative Befunde produzieren. Die Ursache ist in der Ungenauigkeit der Tests angelegt. Die Sensivität (unerkannt positive Proben) der damaligen Tests lag bei 99,0% -99,6%; die Spezifität (negative statt positive Ergebnisse) bei 99,6%-99,9%. Vgl.: Rosenbrock (1988, S. 25).

223 Frankfurter Rundschau vom 10.2.1992, auch Ruhr-Nachrichten vom 13.3. 1992.

224 Dieses Erhebungsverfahren, auch unlinked testing genannt, ist in mancherlei Hinsicht umstritten. Ungeklärt ist die Frage, ob die Untersuchung einer irreversibel anonymisierten Blutprobe gegen das informationelle Selbstbestimmungsrecht verstößt. Des weiteren gibt es ethische Bedenken, ob der Patient nicht im Fall einer HIV-Infektion über seinen Immunstatus aufgeklärt werden müßte.

225 Der Spiegel (Nr. 21/1992 S. 307).

> ne Sexualpartner (low promiscuity), dann ist bei einem Infektionsrisiko von einem Prozent pro Sexualkontakt die hochpromiske Gruppe nach fünf Jahren durchseucht. Sie bildet eine konstante Infektionsquelle für die ganze Population. Die Folge: In der Gesamtpopulation steigt die Aids-Häufigkeit innerhalb von zehn Jahren von 0,01 Prozent auf 38 Prozent."

Aber auch Prognosen über die zu erwartende Verbreitung des Virus in der ganzen Welt suggerierten eine gewisse Endzeitstimmung. Für Afrika und in neuerer Zeit auch für Asien werden die schlimmsten Befürchtungen geäußert. Von der VIII. Internationale AIDS-Konferenz im Jahr 1992 in Amsterdam wurde berichtet, daß wenn[226]

> "keine grundlegenden Maßnahmen getroffen werden, muß damit gerechnet werden, daß im Jahr 2000 mehr als 100 Millionen Menschen mit HIV infiziert sind."

Die endzeitlichen Berichte über die fatalen Auswirkungen von Aids blieben keineswegs der Massenpresse vorbehalten. Sogar das angesehene Ärzteblatt Medical Tribune orakelt 1986 über das drohende Schicksal der Menschheit:[227]

> "Afrika zur Jahrtausendwende weitgehend entvölkert, die Bundesrepublik ein Siechenhaus, in dem fast jeder zehnte einem qualvollen Sterben ausgeliefert sein wird - dies prophezeit Professor Dr. Gert Frösner, Max-von-Pettenkofer-Institut der Universität München, falls einer weiteren Ausbreitung nicht unverzüglich mit Meldepflicht und Screening begegnet wird."

An dieser Stelle sei erwähnt, daß die in der obigen Meldung angemahnten Maßnahmen zur Abwendung der Aids-Katastrophe bis heute nicht eingeführt wurden. Weder eine namentliche Meldepflicht, noch ein Massen-Screening, also das Durchtesten der Bevölkerung, fanden bisher statt.

Mitte der neunziger Jahre stellte sich abermals Panik in der Bevölkerung angesichts der Bedrohung durch Aids ein. Pünktlich zum jährlichen Welt-Aids-Tag am 1.12.1995 berichtet das Magazin Focus als erstes von einem neuen Virus-Typ, der ca. 500mal kontagiöser sein soll, als die bisher in Nordeuropa verbreiteten HI-Viren.[228] Der als Subtyp E vorgestellte "Super-Virus" besitzt zudem die Besonderheit, sich vornehmlich auf heterosexuellem Wege zu verbrei-

---

[226] Ärzte-Zeitung vom 27.7.1992.

[227] Medical Tribune vom 5.12.1986.

[228] Focus (Nr. 48/1995, S. 124).

ten.[229] Eingeschleppt wurde das Virus, so die Medien, durch Sex-Touristen, die sich in Thailand infizierten. Bei jedem zweiten oder dritten Sexualakt soll das Virus übertragen werden.[230] Zu Beginn des Jahres hatte schon, wenn auch in geringeren Umfang, ein Subtyp O aus Kamerun Schlagzeilen gemacht.[231]

Besondere Erwähnung verdient auch die kumulative Zählweise der HIV-Infizierten und der Aids-Opfer. Während bei anderen Krankheiten (Herz-Kreislauf-Erkrankungen) jährliche Zeiteinheiten errechnet werden, wird heute immer noch der erste Aids-Tote in den aktuellen Statistiken mitberücksichtigt. So entsteht in den Graphiken eine Kurve, die niemals abfällt und dadurch optisch eine Epidemie ohne Ende suggeriert.

3.1.3 Keine Medikamente in Aussicht

Ein wichtiger Hoffnungsträger, die Aids-Epidemie zu beenden, war und ist die Entwicklung von pharmazeutischen Präparaten, die den menschlichen Körper immunisieren oder den Ausbruch der Krankheit verhindern. Aber trotz milliardenschwerer Entwicklungsbudgets und intensiver weltweiter Zusammenarbeit gelang es den Wissenschaftlern bislang nicht, den ersehnten Durchbruch herbeizuführen. Die Gründe sind in der Komplexität der Funktionsweise des menschlichen Immunsystems, im vielschichtigen Krankheitsbild und in der Wandlungsfähigkeit des Erregers, die die Forschung bis heute vor eine Vielzahl ungelöster Probleme stellt, zu suchen.

In der Folge wurde in den Medien über kaum einen Aspekt der Aids-Diskussion so zwiespältig berichtet, wie es bei der Medikamentenentwicklung der Fall war. Die unterschiedlichen Prognosen eines medizinischen Sieges über die Seuche zerfielen in der Berichterstattung in zwei gegensätzliche Bilder. Auf der einen Seite war man sich schon nach kurzer Zeit sicher, mit vorhandenen Präparaten und kurzfristigen Forschungsanstrengungen dem Erreger in absehbarer Zeit Herr zu werden (siehe nächstes Kapitel). Andererseits durchzog

---

229 HIV-1 hat 9 Subtypen von A-H und O. In Afrika gibt es alle Subtypen. In Europa und den USA dominiert Subtyp B in Asien und Typ C und E.

230 Auf die unterschiedlichen Annahmen über die Übertragungseffektivität wird am Ende dieses Kapitels noch näher eingegangen.

231 Frankfurter Allgemeine Zeitung vom 8.3.1995.

nach vielen Fehlschlägen bei den Entwicklungsarbeiten, ein konsequenter Pessimismus die Berichte über eine wirkungsvolle Therapie. Es schien, als sei man dem Erreger ausgeliefert.

Beispielhaft ist die resignative Grundeinschätzung von Meinrad Koch, der als ehemaliger Chef des Aids-Zentrums Berlin in einem Interview mit der tageszeitung seine Bilanz zieht. Seiner Ansicht nach steht die Impfstoffentwicklung auf verlorenen Posten:[232]

> "tageszeitung: (...) Glauben Sie nach 14 Jahren Erfahrung in der Aids-Bekämpfung, daß wir diese Krankheit besiegen werden?
>
> Koch: Nein, wir werden Aids nicht besiegen. Unsere Enkel, unsere Urenkel und unsere Ururenkel - sie alle werden mit dieser Krankheit leben müssen. Ich glaube nicht an einen Impfstoff, ich habe nie daran geglaubt. Bei allen Krankheiten, die wir mit einer Impfung bekämpfen, ist das Immunsystem in der Lage, den Erreger aus eigener Kraft aus dem Körper herauszuwerfen. Das gilt für Mumps, Masern, Röteln, Diphtherie. Bei Aids entwickelt sich die Krankheit trotz der Abwehrreaktion des Immunsystems unentwegt weiter."

Nach Ansicht des bekannten US-Forschers Jonas Salk (ihm wird der Sieg über die Kinderlähmung zugeschrieben), wird ein Impfstoff gegen das HI-Virus möglicherweise nie in der Lage sein, den Menschen vor einer Infektion mit dem tödlichen Immunschwäche-Erreger zu bewahren.[233] Auch der Aids-Experte Bernard Fields äußert in einem Kommentar für die britische Wissenschaftszeitschrift „nature“ über die Suche nach Medikamenten seinen grundlegenden Pessimismus, die Krankheit jemals zu besiegen:[234]

> "Es sei an der Zeit einzugestehen, daß unsere hochgesteckten Erwartungen sich nicht erfüllt haben und wahrscheinlich auch nicht erfüllen werden."

Der wohl wichtigste pharmakologische Hoffnungsträger zu Beginn der Epidemie war AZT. Das Präparat, das unter dem Handelsnamen Retrovir vertrieben wird, wurde bereits 1964 als Anti-Krebs-Mittel entwickelt, dann aber wieder wegen Unwirksamkeit vom Markt genommen.[235] Sein Comeback erfuhr das Produkt der Firma Wellcome zwanzig Jahre später, als die antivirale Wirkung von AZT entdeckt

---

[232] die tageszeitung vom 12.5.1995.

[233] Frankfurter Rundschau vom 8.5.1991.

[234] Der Spiegel (Nr. 21/1994, S. 237).

[235] Das Medikament hat zum Teil starke Nebenwirkungen. Es kann u.a. das Knochenmark schädigen, was zu Anämie (Blutarmut) führen kann.

wurde. Es erhielt 1987 als erstes erfolgversprechendes Mittel gegen Aids die Zulassung in der Bundesrepublik.

In einer Reihe von Studien wurden in das Präparat größte Erwartungen gesetzt. In der wohl bedeutendsten AZT-Untersuchung, der Concord-Studie, die in Frankreich und Großbritannien durchgeführt wurde, sollte die Wirksamkeit des Medikamentes in einem frühen Krankheitsstadium untersucht werden. Die britisch-französische Forschergruppe mußte jedoch feststellen, daß bei den 1.749 HIV-positiven Versuchspersonen die Einnahme von AZT keinen Einfluß auf die Überlebensrate und den Krankheitsverlauf hatte. Die Ärzte-Zeitung berichtet wenige Tage nach der Veröffentlichung der Untersuchungsergebnisse der Concorde-Studie:[236]

> "Die 1988 begonnene Concorde-Studie ist eine doppelblinde randomisierte und plazebokontrollierte Multicenter-Studie, an der 1.749 asymptomatische HIV-Infizierte aus Irland, Großbritannien und Frankreich teilgenommen haben. Es wurde kein Unterschied hinsichtlich der Drei-Jahres-Überlebensrate und der Krankheitsprogression festgestellt."

Die tageszeitung berichtet über das vernichtende Ergebnis der Untersuchung:[237]

> "Die Studie hat gezeigt, daß AZT den Ausbruch von Aids nicht verhindern kann. Das Medikament ist als Prophylaxe in den Frühstadien unwirksam und untauglich."

Mit dem Beginn der neunziger Jahre häufen sich die Meldungen über resignative Zukunftsprognosen in den verschiedenen Zeitungen bezüglich der Impstoffentwicklung, wie einige ausgewählte Überschriften zeigen:[238] "Kein Aids-Impfstoff bis zum Jahr 2000", "Schwere Rückschläge für Impfstoff-Forscher" und "Aids-Virus weiter unbesiegt". Der Bayernkurier faßt das apokalyptische Szenario in eindringlicher Form zusammen:[239]

> "Das Aids-Drama nimmt seinen offenbar nicht aufzuhaltenden Lauf. Auch im Jahr zwölf nach der Entdeckung der Krankheit ist die tödliche Gefahr nicht gebannt, stellt Aids eine sehr reale Bedrohung für vor allem junge Menschen dar. (...) Aids ist überall. Die Prognosen werden immer pessimistischer und bedrohlicher, obwohl die Aids-Hysterie der achtziger

---

[236] Ärzte-Zeitung vom 5.4.1993.

[237] die tageszeitung vom 7.4.1993.

[238] In der Reihenfolge: Süddeutsche Zeitung vom 9.6.1993, die tageszeitung vom 15.8.1994 und Süddeutsche Zeitung vom 1.12.1995.

[239] Bayernkurier vom 24.10.1992.

Jahre *bedauerlicherweise* (Hervorhebung des Autors) einer allgemeinen Lethargie gewichen ist."

Auch zu Ende des Jahres 1997 lassen sich die resignativen und entmutigenden Meldungen in den Zeitungen finden. Die Frankfurter Allgemeine Zeitung berichtet von einem fehlgeschlagenen Impfversuch, bei dem genmanipulierte Viren an Affen getestet wurden.[240] Die Tiere verendeten während der Versuche oder wiesen schwere Schädigungen des Immunsystems auf. Die Zeitung leitet den Bericht mit einem ernüchternden Forschungsresümee ein:

> "Die Entwicklung von Impfstoffen gegen den Erreger der erworbenen Immunschwäche-Krankheit, das Human-Immundefizienz-Virus (HIV), stagniert. Noch immer ist unklar, wie man den Erreger auf immunologischem Weg ausschalten kann. Ja, es ist fraglich, ob dies überhaupt gelingt."

3.1.4 Die Prognosebilder der Apokalypse

Die Angst vor todbringenden Seuchen ist so alt wie die Menschheitsgeschichte. Pest, Pocken, Cholera und Syphilis, um nur die wichtigsten zu nennen, haben immer wieder Furcht und Schrecken bei allen Völkern der Erde verbreitet. Sie haben Landstriche entvölkert, den Ausgang von Kriegen entschieden und den Niedergang von Kulturen beschleunigt. Der häufig angestellte Vergleich von Aids und dem "Schwarzen Tod" ist sicherlich die auffälligste Verbindung der Immunschwächekrankheit mit dem Leid, das die Seuche in früheren Jahrhunderten u.a. in Europa ausgelöst hat. Allein die Pest forderte bei ihrem ersten Auftreten in Westeuropa in den Jahren 1347 - 1352 mehr als 25 Millionen Opfer. Eingeschleppt wurde sie aus Asien durch italienische Seefahrer.

Die Unkenntnis der Ansteckungswege (z.B. der Pesthauch), die Hilflosigkeit in Anbetracht der nicht abzuschätzenden Verbreitung und metaphysische Sinndeutungen (die Strafe Gottes) haben den Menschen immer wieder in eine eindeutige Opferrolle manövriert. Daran hatte sich auch bis zur Jahrhundertwende zumindest für die Bewohner der westlichen Hemisphäre nichts geändert. Der letzte spektakuläre Fall auf dem Gebiet der Bundesrepublik liegt gerade einmal hundert Jahre zurück. In Hamburg tötete im Spätsommer

---

[240] Frankfurter Allgemeine Zeitung vom 26.11.1997.

1892 die Cholera binnen weniger Wochen über zehntausend Menschen, wobei die zuständigen Gesundheitsbehörden eine erhebliche Mitschuld traf.[241]

Man muß davon ausgehen, daß diese Erfahrungen in kollektiven Erinnerungen noch vorhanden sind, zumal sie in den vergangenen Jahrhunderten zu den Grundmustern menschlicher Existenz gehörten.[242] Hinzu kommt, daß die Angst vor Seuchen auch deshalb nicht in Vergessenheit gerät, weil Berichte über Epidemien in der Dritten Welt oder Nachrichten über seltene Virusformen wie das Marburger-Virus[243] oder Ebola[244] stets an die Gefahr ermahnen. Im Hinblick auf den Umgang mit Aids hatte dies zur Folge, daß die Inhalte der Berichterstattung von den kollektiven Ängsten und Erfahrungen überwundener Seuchen direkt übernommen wurden. Wie auch bei der Pest wurde die Anwesenheit eines Infizierten zu einem konkreten Ansteckungsrisiko deklariert. Die moderne Pestsymbolik wurde von einer Anzeigenkampagne der italienischen Bekleidungsfirma Benetton eindrucksvoll pointiert. Die Plakate zeigten eine Person, der im Schambereich die Buchstaben "HIV" eintätowiert sind - was an die Pestschelle des Mittelalters erinnert. In den Zeiten von Aids sind Gegenstände, die von anderen Personen benutzt wurden - und sei es nur das Taschentuch - zu meiden. Alltägliche soziale Kontakte können zu einer tödlichen Begegnung werden. Die HI-Viren befinden sich in der Luft und können auch tagelang ohne Wirt überleben, um sich das nächste Opfer zu suchen. Auch Wanzen können, so das Hamburger Abendblatt unter Berufung auf südafrikanische Forscher, das Virus übertragen.[245]

Die massiven Verunsicherungen und die zum Teil panischen Reaktionen auf HIV/Aids sind aber nicht allein auf historische Kollektiverfahrungen mit Seuchen zurückzuführen. Die Erinnerungen an vergangene Seuchen werden mit neuen Elementen des aufgeklärten Wissenschaftsbetriebs versehen. Alte kollektive Ängste und die

---

[241] Evans (1990).

[242] Hahn, Eirmbter und Jacob (1992, S. 402).

[243] Das Marburger Virus wurde wahrscheinlich durch den Handel mit Affen verbreitet und trat erstmals 1967 in einem Marburger Forschungslabor der Behringwerke auf. Der Erreger forderte sieben Todesopfer, 31 weitere Menschen erkrankten in der oberhessischen Stadt.

[244] Auch Sudan-Zaire-Virus genannt. In beiden Staaten verursachte Ebola im Herbst 1976 mehrere hundert Todesfälle.

[245] Hamburger Abendblatt vom 19.8.1986.

Errungenschaften der modernen Forschung amalgamieren zu diffusen und allgewaltigen Untergangsszenarien, die hauptsächlich in den frühen Jahren der HIV-Epidemie entstanden.

Einen wesentlichen Faktor der suggerierten und empfundenen Zukunftsbedrohung stellen die modernen epidemiologischen Ausbreitungsmodelle dar. Die kurze Geschichte von Aids wird bereits wenige Jahre nach ihrem Beginn in die Zukunft extrapoliert, wobei die prozeßproduzierten Daten charakteristische Unzulänglichkeiten aufweisen.[246] Man geht von einer exponentiellen Ausbreitung des Erregers aus und unterstellt, daß diese Entwicklung sich über mehrere Jahre hinweg fortsetzen wird. In orakelhafter Weise werden mögliche Einflußgrößen negiert, die eine Katastrophe abwenden könnten. Die statistisch erzeugten Erwartungen gehen in diesem apokalyptischen Szenario von einem absehbaren Ende aus.

Die einzige Hoffnung auf Erlösung von Aids wird an die Fortschritte der Medizin geheftet, die durch eine Verbesserung hygienischer Standards, von Impfprogrammen und die Entwicklung wirksamer Medikamente zur Überwindung der bisherigen Seuchen beigetragen hat. Tendierte der medizinische Fortschrittsglaube bisher zu der Annahme, Krankheiten gänzlich zu besiegen und die Lebenserwartung weiter zu steigern, so hat Aids dieser Vorstellung ein massives Gegenbeispiel gesetzt. Die Berichte über ständige Mißerfolge und Rückschläge der Arzneimittelforschung geben dem Glauben an die Ausrottung der Epidemie keine Chance. Die Wirkungslosigkeit medizinischer Forschung gibt der Krankheit die Qualität eines unabwendbaren Schicksals, dem der Mensch machtlos gegenüber steht. Und das, obwohl, wie Johannes Reiter es formuliert, die Menschheit am Ende des zweiten Jahrtausends besser dasteht als ihre Vorfahren, die von Bakterien und Viren nichts wußten, keine Mikroskopie und keine keimtötenden Arzneimittel kannten.[247]

Die apokalyptischen Bilder, die eine Allgegenwärtigkeit der Bedrohung skizzieren und die Optionen der Zukunft durch Prognosen schwarz ausmalen, erklären das strategische Handeln des Menschen zur Makulatur. Individuelle Vorsichtsmaßnahmen und internationale Forschungsanstrengungen unterliegen im Kampf gegen das Virus hoffnungslos. In ihrer Wirkung verstärken sich die drei apokalyptischen Bilder wechselseitig. Die empfundene Schutzlosigkeit vor dem Erreger wird durch die Ausbreitungsmodelle verstärkt. Dadurch

---

[246] Vgl. Kielf (1991, 59ff.).

[247] Reiter (1987, S. 338).

werden die Hoffnungen auf einen pharmakologischen Sieg über die Seuche immer größer. Diese werden jedoch immer wieder enttäuscht, was die kollektiven Ohnmachtsgefühle weiter steigert.

Aber dennoch wird kein hundertprozentiger Weltuntergang proklamiert. Die Negativprognosen bewegen sich, gemessen an einem vollständigen Ende der Menschheit, eher im Mittelfeld. Nicht alle werden sterben, sondern höchstens jeder zweite und die Entwicklung eines Medikamentes ist unwahrscheinlich, aber dennoch nicht ausgeschlossen. Der drohende Überlebenskampf, den die Gesellschaft gegen Aids auszufechten hat, suggeriert, daß ein Teil der Menschheit überleben wird.

3.2 Die optimistische Prognose

Das Pendant zu den apokalyptischen Prognosebildern sind die optimistischen Prognosebilder. Sie werden in wesentlichen Teilen durch Details der pharmakologischen und epidemiologischen Forschung gespeist. Die Berichte über Innovationen auf dem Medikamentenmarkt sorgen häufig dafür, daß es leicht fällt zu glauben, der ersehnte Durchbruch in der Therapie oder bei der Immunisierung stehe kurz bevor. Aber auch HIV-Träger, die in unterschiedlicher Weise mit dem Virus fertig werden, also nicht an Aids sterben, erzeugen hoffnungsvolle Gedanken auf eine Überwindung der Aids-Gefahr. Hoffnungsvoll sind auch die Rechenmodelle, die nicht wie bei den apokalyptischen Prognosen den drohenden Untergang herbeirechnen, sondern mit gleicher Überzeugungskraft dem Ende der Bedrohung das Wort reden. Dazu trägt auch die Relativierung der Aids-Bedrohung durch andere Risiken bei. Die Meldungen, die einen schnellen Sieg über HIV/Aids nahelegten, erschienen nicht - soweit sich das aus der Datenbasis schließen läßt - über den gesamten Zeitraum der Aids-Berichterstattung. Es sind zwei Zyklen hervorzuheben, in denen solche Meldungen häufiger zu finden waren. In den ersten Jahren nach Entdeckung des Erregers bis 1985 und in verstärkter Form seit Beginn der neunziger Jahre häufen sich die Meldungen über ein baldiges Ende der Bedrohung.

3.2.1 Das schnelle Medikament

Die Hoffnung, Aids schnell und wirksam durch Medikamente zu bekämpfen, ist so alt wie die Krankheit selbst. Seit dem Zeitpunkt, als Aids sich in Deutschland verbreitete, erschienen optimistische Meldungen über bevorstehende Durchbrüche in der medikamentösen Therapie. Schon 1983 berichtete der Münchener Merkur über Erfolge im Kampf gegen Aids.[248] Amerikanischen Wissenschaftlern sollte ein wichtiger Durchbruch mit der Substanz "Interleukin 2" gelungen sein, die in Labortests ihre Fähigkeit unter Beweis gestellt hat, die Virusinfektion wirksam zu bekämpfen. Sollten weitere Tests zufriedenstellend verlaufen, würde das Medikament in ein bis zwei Monaten eingesetzt werden. Euphorischer noch titelt das Darmstädter Echo wenige Tage später, daß Medikamente gegen Aids vorhanden seien.[249] Im Artikel wird auf die Aussagen des Präsidenten des Bundesamtes für Sera- und Impfstoffe, Prof. Brede, Bezug genommen. Auch Brede erwähnt "Interleukin 2" als ein in den USA bereits erprobtes Therapeutikum zusätzlich zum Präparat "Bactrim", das Aids-Kranken neben zwölf (!) weiteren Medikamenten zur Verfügung stehe. Unterlegt wurde die Meldung mit einem Statement, daß es keine hoffnungslosen Fälle gäbe, da genügend Medikamente schon jetzt zur Verfügung stünden. Ein Jahr später, im Jahr 1984, suggeriert eine andere Zeitung anläßlich eines Internistenkongresses in Wiesbaden, daß Aids schon halb besiegt ist.[250] Hier wird der Präsident des Kongresses, der Züricher Professor Siegenthaler, zitiert:

> "Wenn die Krankheit Aids erst 1981 entdeckt worden und schon drei Jahre später der Erreger bekannt sei, so dürfe man annehmen, daß im noch einmal gleichen Zeitraum auch ein Impfstoff gegen dieses Leiden entwickelt werde."

Als ein weiterer Gewährsmann für den bevorstehenden Durchbruch in der Aids-Therapie wird der Mitentdecker des HI-Virus Robert Gallo angeführt. Er behauptete in der Ärzte-Zeitung im April 1985, daß seine Arbeitsgruppe "fieberhaft" an der Entwicklung eines Impfstoffes gegen das Immundefektsyndrom arbeitet und nun dem Erfolg

---

248 Münchener Merkur vom 16.7.1983.

249 Darmstädter Echo vom 27.7.1983.

250 Westdeutsche Allgemeine Zeitung vom 2.5.1984.

nahe sei. Das Präparat sollte schon im folgenden Jahr zu Verfügung stehen.[251]

Zu Beginn der neunziger Jahre häufen sich die optimistischen Prognosen wieder, werden aber der Tendenz nach vorsichtiger. Der französische Wissenschaftler Luc Montagnier, der wie Gallo an der Identifizierung des Virus beteiligt war, glaubt fest an die Herstellung eines Impfstoffes in absehbarer Zukunft.[252] Nach seiner Ansicht werde in fünf Jahren[253] (also im Jahr 1996, Anmerk. des Autors) ein Impfstoff gegen die HIV-Infektion zur Verfügung stehen, den er auch ohne Einschränkung an sich selbst testen würde.[254] Der Leiter des Paul-Ehrlich-Instituts in Langen bei Frankfurt, Prof. R. Kurth, urteilt 1991 über einen in seinen Labors experimentell erprobten Impfstoff ebenfalls in hoffnungsvoller Weise:[255]

> "Wenn alles gut läuft, könnte der Impfstoff schon Mitte dieses Jahrzehnts auf den Markt kommen."

Im Jahr 1993 titelt die Frankfurter Allgemeine Zeitung, daß der gleichzeitige Einsatz dreier Mittel das Aids-Virus stoppen kann.[256] An der medizinischen Hochschule in Harvard, so die Zeitung, war es Forschern gelungen, durch den Medikamentencocktail die Pathogenität des Erregers in vitro zu unterbinden. Dadurch sei es wahrscheinlich möglich, das Virus im menschlichen Körper in Schach zu halten. In ähnlich verheißungsvoller Weise lassen sich die Überschriften in der Folgezeit lesen: "Immuntherapie gegen HIV-Infektion mit Erfolg getestet"[257] oder "Interleukin 16 hemmt komplett HIV-Vermeh-

---

251 Ärzte-Zeitung vom 9.4.1985.

252 Tagesspiegel vom 12.12.1991.

253 Die Aussicht auf eine Impfstoffentwicklung in fünf Jahren wiederholt Montagnier im Jahr 1997. In: Rhein-Zeitung vom 31.10.1997.

254 Das Ausprobieren neuer Stoffe am eigenen Leib hat Tradition. Robert Koch (1843-1910) testete als erster das Antibiotika gegen die Tuberkulose an sich selbst. Jonas Salk (1914-1995) schluckte als erster den Impfstoff gegen die Kinderlähmung. Der Franzose Louis Pasteur (1822-1895) hingegen bevorzugte seine engsten Mitarbeiter, um Impfstoffe gegen Tollwut zu testen. In jüngster Zeit häufen sich die Meldungen, in denen Selbstversuche von Wissenschaftlern mit genetisch veränderten HI-Viren angekündigt werden. Vgl.: Die Welt vom 31.12.1997.

255 Tagesspiegel vom 15.9.1991.

256 Frankfurter Allgemeine Zeitung vom 19.2.1993.

257 Ärzte-Zeitung vom 31.8.1994.

rung"[258] oder "Weiteres Aids-Mittel kurz vor der Zulassung"[259]. Im letztgenannten Artikel artikuliert der Münchener Aids-Forscher Hans Jäger die Hoffnung, daß beim jetzigen Entwicklungstempo die Heilung der Krankheit mit neuen Substanzen wahrscheinlich wird. Auch Peter Piot, der Leiter des damaligen Aids-Programms der WHO glaubte im Jahr 1995, daß die Entwicklung leistungsfähiger Medikamente in nicht allzu weiter Ferne liegt:[260]

> "In fünf bis zehn Jahren wird es eine fast normale Lebenserwartung für infizierte Menschen geben. (...) Die Patienten werden drei bis vier Medikamente nehmen und diese lebenslang kombinieren müssen, und ich versichere, daß wir innerhalb von fünf bis zehn Jahren eine gute Lösung gefunden haben."

Zum Ende des Jahres 1995 (zum jährlichen Welt-Aids-Tag am ersten Dezember häufen sich die Meldungen) werden weitere Präparate zur Heilung der Krankheit angekündigt. Dazu zählt auch das in den 60er Jahren durch schwere Mißbildungen bei Neugeborenen bekanntgewordene Schlafmittel Contergan.[261] Der Chef des Pharmakonzerns gibt bekannt, daß die Ergebnisse bei der Aids-Forschung derart beeindruckend sind, daß ein Antrag auf Vertrieb des seit 1963 verbotenen Medikamentes gestellt werde. Die Leiterin der Virusforschung beim Chemiekonzern Bayer AG, Frau Rübsamen-Waigmann, geht in einer anderen Meldung davon aus, daß im Laufe des Jahres 1996 mit der Zulassung einer ganzen Palette hochwirksamer Mittel zu rechnen sei.[262] Dadurch sollen die Überlebenschancen der Infizierten erheblich verbessert werden.

Zu den spektakulärsten Meldungen der letzten Jahre gehört zweifelsohne die Titelgeschichte der Januarausgabe des Spiegel im Jahr 1997.[263] Das auf dem Titelbild des Magazines angekündigte Aids-Wunder - symbolisiert durch eine Aids-Schleife, die zu 80 Prozent grün ist - trat leider bis heute nicht ein. Ausgelöst wurde die Euphorie durch die Selbstversuche des HIV-positiven amerikanischen Arztes Mahlon Johnson, dem es gelungen ist, die Virusbela-

---

258 Ärzte-Zeitung vom 7.12.1995.

259 Süddeutsche Zeitung vom 9.11.1995.

260 Frankfurter Rundschau vom 1.11.1995.

261 Tagesspiegel vom 30.12.1995.

262 Frankfurter Allgemeine Sonntagszeitung vom 17.12.1995.

263 Der Spiegel (Nr. 2/1997, S. 118ff.).

dung in seinem Körper unter die Nachweisgrenze zu drücken.[264] Durch einen Vorabdruck des Buches[265] von Johnson, in dem er seinen Kampf gegen das Virus beschreibt, löst das Magazin eine Welle der (verfrühten) Erleichterung aus. Die Mainzer Rheinzeitung bringt in einer Schlagzeile den Optimismus über die neue Kombinationstherapie auf den Punkt:[266]

"Aids-Experte: Selbst todkranke Patienten blühen wieder auf."

Im Dezember 1997 wird über eine "Sofort-Therapie" berichtet, die es ermöglicht, noch 72 Stunden nach einer erfolgten Infektion, die Viren soweit abzutöten, das von ihnen keine Gefahr mehr für den Menschen. Diese Notfalltherapie soll auch für die Opfer von Vergewaltigungen zur Verfügung stehen.[267]

3.2.2 Die Langzeitüberlebenden

Zu Beginn der Aids-Epidemie verstarben in den meisten Fällen die Patienten bereits kurze Zeit, nachdem die ersten Krankheitssymptome auftraten. Die Lebenserwartung betrug in der Regel dann nur noch wenige Monate. Da der HIV-Test erst 1985 zur Verfügung stand, konnten in vielen damaligen Fällen nur Mutmaßungen über den genauen Infektionszeitpunkt angestellt werden. Es entstand der Eindruck, daß zwischen Infektion und Krankheitsausbruch nur wenige Jahre liegen. Heute hingegen belegt ein Mitte der achtziger Jahre festgestelltes positives Testergebnis, daß es durchaus möglich ist, lange mit einer Infektion zu leben. Inzwischen gibt es eine größere Zahl von Personen, die länger als zehn Jahre infiziert und klinisch gesund sind. Die Beantwortung der Frage, warum ein Patient bereits nach wenigen Monaten verstirbt, ein anderer aber über Jahre hinweg gesund bleibt, ist von erheblicher Relevanz für die Entwicklung einer Therapie. Als mögliche Ursachen für das symptomfreie Überleben werden verschiedene Aspekte diskutiert: Genetische Faktoren, neutralisierende Antikörper und schwach pathogene Virusvarianten

---

264 Neben der Anzahl der T4-Helferzellen ist seit einigen Jahren auch die Virusbeladung, also die Menge der nachweisbaren Viren im Blut (Viren pro Milliliter Blut), ein wichtiger Indikator für den Gesundheitszustand des Infizierten.

265 Titel: Arbeit an einem Wunder, von Mahlon Johnson.

266 Mainzer Rheinzeitung vom 13.1.1997.

267 Welt am Sonntag vom 14.12.1997 und die tageszeitung vom 1.12.1997.

könnten unter anderem dafür verantwortlich sein, daß die Lebenserwartung der HIV-Träger stark differiert.[268]

Den Langzeitüberlebenden wird erst in den letzten Jahren eine zunehmende wissenschaftliche und publizistische Aufmerksamkeit gewidmet. Im August 1994 wird von Modellrechnungen einer britischen Forschergruppe um Dr. Andrew Phillips berichtet, die zu dem Ergebnis kommen, daß jeder vierte Infizierte 20 Jahre ohne Aids leben könne.[269] Durch Regressionsanalysen der CD4-Zellzahlen[270] hatten die Londoner Forscher anhand der Daten von 108 Hämophiliepatienten herausgefunden, daß ein Viertel dieser Betroffenengruppe noch nach 20 Jahren keine Vollbildsymptome entwickeln wird. Weiter wird von der Prognose ausgegangen, daß sogar 15 bis 20 Prozent der Infizierten erst nach 25 - 30 Jahren Aids ausbilden werden und damit zu den Langzeitüberlebenden zählen.

Aus Australien wurde ein aufsehenerregender Fall gemeldet, bei dem sieben Personen durch Bluttransfusionen angesteckt wurden.[271] Der Infektionszeitpunkt ließ sich auf fünfzehn Jahre vor dem Bekanntwerden zurückrechnen. Sowohl der HIV-positive Spender als auch die Transfusionsempfänger haben bis 1995 keine Anzeichen der gefürchteten Vollbildsymptomatik entwickelt. Im gleichen Artikel wird die Hoffnung, daß das Virus bei einigen Menschen nicht ausbricht, konkretisiert:[272]

> "Aber es gibt auch Menschen, die zehn oder gar 15 Jahre nach der Infektion noch gesund sind und ein intaktes Immunsystem besitzen. Jeder zwanzigste ist ein solcher Langzeitüberlebender."

Zuweilen wird den "Langstreckenläufern", wie sie in der Frankfurter Rundschau genannt werden, auch ein historischer Auftrag zugedacht.[273] Zitiert wird eine kalifornische Langzeitüberlebende mit den Worten:

---

268 AIFO (Nr. 2/1994, S. 77).

269 Ärzte-Zeitung vom 22.8.1994.

270 Der CD4-Rezeptor ist ein Protein, an dem das HI-Virus andockt. Im Verlauf der Erkrankung nimmt die Zahl der T4-Zellen ab.

271 Tagesspiegel vom 1.12.1995.

272 Auch die tageszeitung vom 2.9.1996 berichtet, daß fünf Prozent niemals an Aids erkranken werden obwohl sie infiziert sind.

273 Frankfurter Rundschau vom 11.6.1993.

"Erinnere Dich an die KZ-Häftlinge, die den Holocaust überlebt haben. Einige von uns müssen einfach überleben, um unsere Geschichte zu erzählen."

3.2.3 Spontanheilungen

Ein weiterer Hoffnungsträger, der zu einer optimistischen Betrachtungsweise von HIV/Aids verleitet, sind die Berichte über Spontanheilungen (Serokonversion). Sowohl über kleine Kinder als auch über Erwachsene erscheinen Meldungen, in denen berichtet wird, daß sie die Infektion aus zum Teil unerfindlichen Gründen überwunden haben.

Eine britische Wissenschaftlerin hatte mittels Laboruntersuchungen beweisen können, das sich bei einem Kind, daß sich während der Geburt vertikal[274] infizierte, nach zwölf Monaten keine Antikörper mehr nachweisen ließen.[275] Es gelang auch nicht, Spuren des Erbgutes des Virus zu finden oder aus den Blutzellen des Kindes den Erreger zu züchten. Gestützt wurde das Ergebnis durch Forschungsarbeiten der Londoner Epidemiologin Marie-Luise Nevell, die herausgefunden hat, daß bei 2,7 Prozent aller infizierten Kinder eine Serokonversion stattfindet.

Häufig wird das medizinische Phänomen der Spontanheilungen durch einzelne Fallbeispiele beschrieben. So wird über eine Frau berichtet, die 1981 durch eine Bluttransfusion infiziert wurde.[276] In der Folgezeit ließen sich bei der 1993 immer noch gesunden Frau, selbst durch aufwendige Testverfahren, überhaupt keine Viren im Blut mehr nachweisen. Die Süddeutsche Zeitung berichtet 1992 von einem Franzosen, der 1985 positiv getestet wurde und zwei Jahre später dann ein gegenteiliges Resultat erhielt.[277] Auch wenn möglicherweise eine unsachgemäße Anwendung des Testes für die Spontanheilung verantwortlich zu machen war, wird der Mann zu den weltweit elf

---

[274] Die vertikale Transmission beschreibt die Übertragung des Virus von der Mutter auf das Kind.

[275] Der Spiegel (Nr. 6/1996, S. 163f.). Über ähnlich gelagerte Fälle in Amerika berichtete auch die Süddeutsche Zeitung vom 8.2.1996.

[276] Ärzte-Zeitung, Supplement Nr. 2 vom Juni 1993.

[277] Süddeutsche Zeitung vom 27.1.1996.

Personen gezählt, die bis dato erwiesenermaßen ihre Infektion überwinden konnten.[278]

3.2.4 Die Immunen

Für einen bestimmten Personenkreis scheint das Virus ungefährlich zu sein. Vereinzelt erscheinen Berichte über Menschen, die eine Immunität gegenüber dem Erreger besitzen. Der Spiegel gibt die Ergebnisse verschiedener Forscher wieder, die aufgrund wissenschaftlicher Untersuchungen behaupten, daß bei einigen Menschen eine natürliche Immunität gegen HIV existiert.[279] Angeführt werden die Untersuchungen von James Mosley von der University of Southern California in Los Angeles. Mosley hatte herausgefunden, daß bei neun Prozent der Bluter, die nachweislich kontaminiertes Spenderblut erhalten hatten, die Testergebnisse negativ blieben. Von der Immunität profitieren auch die Personenkreise, die durch ihren Lebenswandel bedingt einem hohen Infektionsrisiko ausgesetzt sind. Die Auswertungen der größten Aids-Studie in den USA, der "Multicenter Aids Cohort Study" ergaben, daß acht Prozent der Probanden trotz hochriskanten Sexualverhaltens über sieben Jahre negativ blieben. Forscher der kanadischen University of Manitoba und aus Nairobi hatten über einen längeren Zeitraum Prostituierte in Kenia beobachtet. Bei ca. sieben Prozent der Freudenmädchen änderte sich an deren Immunstatus nichts, obwohl sie nachweislich häufig Kontakt mit infizierten Männern hatten.[280] Zwei Forscher des National Institut of Health (NIH) der USA erklären die Resistenz der untersuchten Personen mit einer Form der Autoimmunisierung infolge eines flüchtigen Kontaktes mit dem Virus. Die Personen hatten sich quasi durch eine Infektion selbst geimpft. Die Wissenschaftler des NIH führen weiter aus, daß[281]

---

278 die tageszeitung vom 21.1.1992.

279 Der Spiegel (Nr. 23/1993, S. 208).

280 In der Mainzer Rheinzeitung vom 10.1.1997 wird über eine ähnliche Studie berichtet (es kann sich auch um die gleiche Studie handeln). Wissenschaftler haben in den Armenvierteln von Nairobi 424 Prostituierte über einen Zeitraum von 10 Jahren untersucht. Obwohl sie ungeschützten Verkehr mit infizierten Männer hatten, blieben 10% der Frauen gesund. Bei ihnen konnte keine Infektion oder Immunschwäche nachgewiesen werden.

281 Der Spiegel (ebd.).

> "wir heute davon ausgehen müssen, daß sich manche Menschen nicht mit Aids anstecken können."

Im Jahr 1996 geriet der amerikanische Journalist Steve Crohn in die Schlagzeilen.[282] Crohn, der über Jahre ungeschützten Verkehr mit seinem infizierten Freund hatte, blieb von einer Ansteckung verschont. Ärzte am New Yorker Aaron Diamond Aids Research Center wurden durch Zufall auf ihn aufmerksam und untersuchten das Blut des 49jährigen. Die Forscher gehen davon aus, daß ein bestimmter Faktor, wahrscheinlich die erhöhte Ausschüttung von Chemokinen, in seinem Immunsystem Crohn von Natur aus gegen eine HIV-Ansteckung schützt. Zum Jahresende 1997 schreibt die Berliner Zeitung ebenfalls über einen natürlichen Schutz vor dem Virus bei einigen Menschen:[283]

> "Trotz der hohen Infektionsgefahr beim Geschlechtsverkehr bleiben einige Menschen auch nach mehrfachen Sexualkontakten mit HIV-Infizierten aus bisher unbekannten Gründen gesund."

Die Untersuchen an der Mailänder Universität, auf die sich die Zeitung beruft, hatten ergeben, daß bei den nicht-infizierten Probanden die Immunzellen besonders aktiv waren, die sonst vom HI-Virus angegriffen werden. In besonderem Maße scheint die israelische Bevölkerung vor den Folgen der HIV-Infektion gefeit zu sein.[284] Untersuchungen des Hadassah-Krankenhauses in Jerusalem haben ergeben, daß ein Fünftel der israelischen Bevölkerung gegen Aids immun ist. Sie besitzen ein defektes Gen, das verhindert, daß das HI-Virus in Zellen eindringen kann. Geringere Chancen, einen natürlichen Immunschutz zu besitzen, hat die bundesdeutsche Bevölkerung. Das Magazin Focus berichtet im August 1996, daß jeder Hundertste Deutsche gegen das Virus immun ist.[285] Dieser Exklusivität werden die Deutschen dann zwei Monate später dahingehend wieder beraubt, als die einprozentige Bevölkerungsimmunität generell für Menschen mit weißer Hautfarbe Gültigkeit haben soll.[286]

---

282 Stern vom 11.4.1996.

283 Berliner Zeitung vom 3.12.1997.

284 Hamburger Abendblatt vom 2.12.1996.

285 Focus Nr. 33. vom 11.8.1996.

286 Allgemeine Zeitung Mainz vom 19.10.1996.

3.2.5 Die Entwarnung für die Normalbevölkerung

Ein weiterer Bestandteil der optimistischen Prognosebilder rekrutiert sich aus Meldungen, in denen die Spekulationen über die erwartete hohe Ausbreitung des Virus zurückgenommen werden.[287] Die Voraussetzungen, die zu einer Entwarnung Anlaß geben sollen, werden in zweierlei Weise formuliert. Zum einen wird die Gleichgewichtsannahme genannt, in der davon ausgegangen wird, daß sich Neuinfektionszahlen und Sterberate die Waage halten. Damit ist zwar noch nicht von einem Ende der Krankheit auszugehen, aber die Zahlen bleiben konstant, was in gewisser Weise eine Normalität suggeriert.[288]

> "Vieles deutet darauf hin, daß die Epidemie 'im Gleichgewicht' ist - es infizieren sich jedes Jahr etwa 2.000 Menschen, während auf der anderen Seite eine ähnlich hohe Zahl an Aids stirbt."

Vereinzelt geht man auch davon aus, daß in einem absehbaren Zeitraum ein Abflachen der Neuinfektionskurve eintreten wird und die Zahlen danach sinken werden.[289]

> "Die höchsten Zahlen an Neuerkrankungen werden für die Mitte der neunziger Jahre erwartet, danach sei mit einem Rückgang zu rechnen."

In der anderen Variante des Entwarnungsmodells wird davon ausgegangen, daß das befürchtete Ausbrechen des Virus aus den Kreisen der Hauptbetroffenen nicht eintreten wird. Aids stellt damit zwar für Schwule und Drogengebraucher weiterhin eine Gefahr dar, die jedoch für den überwiegenden Teil der Bevölkerung irrelevant bleiben wird. Im Jahr 1987 druckt Die Zeit verschiedene Statements renommierter Aids-Forscher ab, von denen drei hier wiedergegeben werden.[290] Harold Jaffe, Epidemiologe bei den Centers for Desease Control, gibt Entwarnung für die heterosexuelle Bevölkerung:

---

287 Ein schnelles Ende der Krankheit wurde schon im Jahr 1983, also zu Beginn der Aids-Gefahr in Deutschland, erwartet. Prof. Dr. Friedrich Deinhardt vom Pettenkofer-Institut in München behauptete, daß in einem Jahr in der Bundesrepublik niemand mehr von Aids sprechen werde. Vgl.: Hamburger Abendblatt vom 2.7.1983.

288 Tagesspiegel vom 1.12.1994.

289 Tagesspiegel vom 7.4.1990.

290 Die Zeit vom 3.7.1987, eine ähnlich lautende Meldung ist zum Beispiel auch im Hamburger Abendblatt vom 9.5.1988 abgedruckt.

> "Wir haben kaum Beweise, daß das Virus sich auf Personen außerhalb der Risikogruppen verbreitet. Für die meisten Menschen ist das Ansteckungsrisiko gleich Null."

Karl Otto Habermehl, der Direktor des Institutes für Klinische und Experimentelle Virologie an der FU Berlin vertritt eine ähnliche Meinung:[291]

> "Von der befürchteten raschen bis explosionsartigen Ausbreitung des Erregers in der ahnungslosen Bevölkerung kann bisher keine Rede sein."

Etwas vorsichtiger formuliert Meinrad Koch, Leiter der Aids-Arbeitsgruppe des ehemaligen BGA, seine Einschätzung zur Entwicklung der Ausbreitung:[292]

> "Nach allem, was wir bisher wissen, ist bei Heterosexuellen nicht mit einer ähnlichen Ausbreitung des Virus zu rechnen wie bei Homosexuellen."

3.2.6 Aids als Chance

Die individuellen und gesellschaftlichen Folgen von HIV/Aids erfahren in verschiedenen Zusammenhängen eine subtile Form der Verherrlichung. Im Jahr 1988 berichtet die tageszeitung, daß ein nicht unerheblicher Prozentsatz der Deutschen der Krankheit auch angenehme Seiten abgewinnen kann.[293] Laut einer Umfrage des Meinungsforschungsinstitutes Forsa, auf die sich die Zeitung beruft, glauben 43% aller Bundesbürger, daß Aids "auch sein Gutes" hat, weil das freie Sexualleben damit wieder ein Ende findet. Doch nicht nur die Domestizierung der Libido wird als angenehme Begleiterscheinung der Seuche geboten. Analog der schöpferischen Stimulans tuberkulöser Fieberzustände oder syphilitischer Persönlichkeitsveränderungen, werden sowohl der HIV-Infektion als auch den manifesten Folgen der Krankheit eine besondere Kraft zugeschrieben. Diese äußert sich jedoch nicht in der intellektuellen Schaffenskraft einiger Schriftsteller, sondern sie wird als innovatives Moment individueller und sozialer Veränderungen definiert. Die Krankheit wird in diesem Bild zu einer besonderen Lebensform, bevor sie zu einer Form des Sterbens wird.

---

291 ebdn.

292 ebdn.

293 die tageszeitung vom 2.2.1988.

Besondere Aufmerksamkeit hat diese Sichtweise durch die eindringliche Rede von Jonathan Mann auf dem Welt-Aids-Kongress 1990 in San Francisco erhalten.[294] J. Mann sieht in der Aids-Pandemie eine Revolution unseres Bewußtseins, die zu epochalen Veränderungen führen wird. Dazu zählt für ihn die Entstehung einer neuen Weltsolidarität, die auf der Einsicht gründet, daß die Globalisierung objektiver Lebensbedingungen zu einer Vielzahl von Abhängigkeiten und Verknüpfungen zwischen den Völkern dieser Erde führt. Aids ist nicht durch das begrenzte Handeln einzelner Nationen zu besiegen, sondern es erfordert weltumspannende Anstrengungen, die sich schon in Welt-Aids-Konferenzen und globalen Programmen zur Bekämpfung der Krankheit manifestiert und institutionalisiert haben. Im Fahrwasser der weltweiten Bekämpfung von Aids reift seiner Ansicht nach die kollektive Erkenntnis, daß nur durch die Wahrung der Menschenrechte und der Ausübung von Toleranz die Gesundheit aller Menschen gewährt werden kann. Diesem Prozeß mißt Mann eine fundamentale Bedeutung für die Erneuerung der Gesellschaften bei:[295]

> "Wenn diese Geschichte jedoch geschrieben ist, wird die Entdeckung des unauflöslichen Zusammenhangs zwischen den Menschenrechten und Aids, und allgemeiner gesprochen zwischen Menschenrechten und Gesundheit, zu den größten Entdeckungen und Fortschritten in der Geschichte des Gesundheitswesens und der Gesellschaft zählen. (...) Der zukünftige Historiker wird erkennen, daß wir das Privileg hatten, dabeizusein an der Schaffung neuer Welten des Denkens und Handelns - an einer Revolution auf der Grundlage des Rechts und der Gesundheit."

Auch der Kulturbetrieb profitiert von der Seuche, obwohl sie zahllosen Künstlern das Leben gekostet hat. In der Frankfurter Rundschau läßt sich nachlesen, daß unsere Kultur durch daß HI-Virus zwar meßbar ärmer geworden ist, aber auch eine gegensätzliche Entwicklung zu verzeichnen ist:[296]

> "Zugleich, auch dieser Trend ist nachprüfbar, erlebt die kulturelle Landschaft durch die Aids-Krise eine erstaunliche Bereicherung, animiert durch viele, oft existentielle Fragen, die in Büchern, Bildern, Filmen und Theaterstücken eine Antwort suchen."

---

294 die tageszeitung vom 24.12.1990. Jonathan Mann war bis 1990 der Direktor des Global Aids Program (GAP) der Weltgesundheitsorganisation.

295 die tageszeitung vom 24.12.1990.

296 Frankfurter Rundschau vom 2.10.1996.

Andere Berichte über das Schicksal infizierter Personen thematisieren die "positiven" Folgen der Immunschwäche, die eine Steigerung der Lebensqualität herbeiführen können.[297]

> "Heute lebt Birgit von Arbeitslosenhilfe allein in einer kleinen Wohnung und sagt, sie sei inzwischen sehr zufrieden, denn: "Die Krankheit hat mir mehr gegeben als genommen. (...) Ich nutze meine Zeit viel effektiver und vertue sie nicht mehr mit oberflächlichen Begegnungen, die eh nichts bringen."

3.2.7 Die Relativierung des Aids-Risikos durch andere Risiken

In einem weiteren Bild wird die Bedrohung, die von Aids ausgeht, durch Vergleiche mit andere Risiken relativiert. Die statistische Gegenüberstellung zweier Risiken hat zur Folge, daß die Infektionskrankheit ihren gefährlichen Status als "die" große Bedrohung verliert. Zu diesem Prozeß tragen im wesentlichen drei Umstände bei. Da die Angst vor Aids in einem hohen Maß durch die zu erwartende Ausbreitung bestimmt wurde, wird durch die Nennung der tatsächlich eingetretenen Todesfälle die Bedrohung extrem zurückgenommen. Die bisherigen Mortalitätsraten stehen in einer erheblichen Diskrepanz zu den prognostizierten Zahlen. Ein zweiter Aspekt, der Aids durch einen statistischen Vergleich eher ungefährlich erscheinen läßt, ist das verbreitete Nicht-Wissen über andere quantifizierbare Alltagsrisiken, die in den Vergleichen auftauchen. Wer ist schon darüber in Kenntnis, daß sich in Deutschland 1993 fast 8.400 tödliche Unfälle im Haushalt ereigneten oder 440.896 Menschen an Herz-Kreislauf-Erkrankungen verstarben, während im selben Jahr annähernd 1.181 Menschen der Krankheit Aids erlagen?[298] Ein dritter entlastender Faktor dieser Berechnungen liegt darin, daß Risiken, an die wir uns bisher gewöhnt haben (die Gesamtzahl der jährlichen Verkehrstoten erzeugen keine nennenswerten gesellschaftlichen Reaktionen) mit dem Risiko Aids, an das noch keine Gewöhnung stattgefunden hat, verglichen werden.

Die Zeitschrift GEO widmete dem Thema Risiko ein Sonderheft, in der die Wahrscheinlichkeit, an Aids zu sterben, als äußerst gering

---

[297] Hamburger Abendblatt vom 3.8.1996.

[298] Daten des Gesundheitswesens (S. 150, 153-154).

dargestellt wird.[299] Dort ist zu lesen, daß das Risiko, als Fußgänger oder als Motorradfahrer einen tödlichen Unfall zu erleiden, wesentlich höher ist. Aids rangiert in der abgedruckten Graphik zwischen den tödlichen Haushaltsgefahren und dem Risiko, an den Folgen der Tuberkulose zu sterben.

Ebenso wird das Risiko, sich durch eine Blutkonserve zu infizieren, in Relation zu anderen Gefahren gestellt. Dr. Dorothea Glück von der Abteilung Transfusionsmedizin der Universität Ulm und der Blutspendezentrale in Ulm schätzt die Gefahr einer Infektion durch Blutübertragung als äußerst gering ein.[300] Ihrer Ansicht nach liegt die Gefahr, sich bei einer Transfusion anzustecken, im Bereich 1:500.000 bis zu 1:3 Millionen. Demgegenüber besteht in anderen Lebenszusammenhängen ein wesentlich höheres Risiko zu sterben. Die Ärzte-Zeitung schreibt über ihre Risikokalkulationen:

> "Das Risiko eines lebensgefährlichen Narkosezwischenfalls ist mit 1:10.000 bis 1:20.000 etwa 50- bis 150fach größer als die Gefahr, bei einer Bluttransfusion HIV-infiziert zu werden; die Wahrscheinlichkeit, bei einem Verkehrsunfall ums Leben zu kommen, ist mit jährlich sogar 60- bis 350mal höher."

Im Jahr 1990 berichtet der Spiegel über eine geplante Einführung von Erste-Hilfe-Folien für Autofahrer, die im Fall einer notwendigen Mund-zu-Mund-Beatmung, ebenso wie die seit 1988 gesetzlich vorgeschriebenen Aids-Handschuhe, die Gefahr einer möglichen Infektion im Hilfsfall verhindern sollen.[301] In dem Artikel ist zu lesen, daß das Risiko einer Infektion bei einem Wiederbelebungsversuch noch geringer ist als etwa beim Küssen. Dabei wird auf Zahlen des Max von Pettenkofer-Instituts Bezug genommen, das die Wahrscheinlichkeit, bei einem Unfall auf einen Infizierten zu treffen und sich dann auch noch anzustecken, mit 1:50.000 beziffert. Demgegenüber liegt das Risiko, selbst das Opfer eines tödlichen Verkehrsunfalls zu werden, bei etwa 1:7.500, so das Magazin.

Gelegentlich erfährt auch die negative Konnotation des Risikobegriffes im Zusammenhang mit HIV/AIDS eine Umdeutung. Während die allgemeine Vorstellung suggeriert, daß die Mitteilung eines positiven HIV-Testes einem Totenschein gleichkommt, auf dem das Sterbedatum noch nicht eingetragen ist, und das hohe Risiko eines

---

299 Geo-Wissen (Nr. 1/1992, S. 28).

300 Ärzte-Zeitung vom 16.10.1989.

301 Der Spiegel (Nr. 2/1990, S. 163).

baldigen Ablebens nahelegt, werden in verschiedenen Meldungen die Chancen der neu definierten Lebenszeitspannen hervorgehoben. So kann die HIV-Infektion dazu führen, daß man sich über die übrigen Risiken des Lebens klarer wird und dadurch sicherer lebt. In der tageszeitung erläutert Christoph Zink, der Autor des Artikels, daß er nun vorsichtiger mit dem Auto fährt und damit wahrscheinlich sein Unfallrisiko gesenkt hat.[302] Auch die Reduzierung seines Arbeitspensums, das er sich in Anbetracht der drohenden Krankheit auferlegte, hat dazu geführt, daß er den in seinem Alter statistisch wahrscheinlichen Herzinfarkt noch nicht bekommen hat. In der Konsequenz nimmt er an, daß die Krankheit dazu führen kann, ein bewußteres und sicheres Leben zu führen.

> "Risikobewußter zu leben, kann deshalb durchaus bedeuten, daß jemand mit HIV oder Aids älter wird, als er ohne HIV geworden wäre."

3.2.8 Die optimistischen Prognosebilder

Faßt man die optimistischen Aspekte der Prognosebilder zusammen, stellt sich die Frage, wie es überhaupt zu den massiven Verunsicherungen in der Bevölkerung und zu den harten Kontroversen in der Gesundheitspolitik kommen konnte. Aids, diesen Eindruck kann man gewinnen, war und ist nicht eine wirkliche Bedrohung für die Menschheit. Der Glaube an eine medikamentöse Überwindung der Krankheit zieht sich wie ein roter Faden durch die Berichterstattung in den Medien. Es existiert der permanente Eindruck, daß es nur eine Frage der Zeit sei, bis das Virus besiegt ist. Die prognostizierten Zeiträume, in denen ein pharmakologischer Sieg stattfinden sollte, waren (und sind) so ausgelegt, daß man zu einem jeweiligen Infektionszeitpunkt davon ausgehen konnte, noch in den Genuß des lebensrettenden Medikaments zu kommen. Gestützt wird die Annahme, daß es sich bei Aids um ein fast zu vernachlässigendes Restrisiko handelt, durch die Berichte über die Langzeitüberlebenden. Sie sind ein Beispiel dafür, daß Aids dem einzelnen im Fall einer Infektion noch viele Jahre Zeit läßt. Zeit, in der ein Wirkstoff gefunden werden wird.

In den optimistischen Prognosebildern wird der ungebrochene Fortschrittsglaube konserviert, der sich in keiner Weise mit der

---

[302] die tageszeitung vom 29.11.1991.

Rückkehr der überwunden geglaubten Infektionskrankheiten anfreundet. HIV/Aids waren, dieser Eindruck entsteht durch die Medien, schon zu Beginn ihres Auftretens besiegt. Durch kühn abgeschätzte Zeithorizonte wird das kollektive Gefühl der vernichtenden Bedrohung in ein Gefühl des leichten, fast befreienden Schreckens verwandelt. Mit Aids hatte die Menschheit lediglich einen "Schuß vor den Bug" erhalten, durch den sie gestärkt hervorgehen sollte.

Eine besondere Rolle spielt das Bild vom Menschen in den optimistischen Annahmen. Die Berichte über die Langzeitüberlebenden, die Immunen und die Spontanheilungen suggerieren ein Gefühl der Unverletzlichkeit. Während in den apokalyptischen Bildern der Mensch dem Virus schutzlos ausgeliefert ist, erscheint er hier dem Virus übermächtig. Die Vorstellung, gegen das Virus immun zu sein, läßt die Bedrohung bis zu Nichtigkeit zusammenschmelzen. Daß dieses Gefühl der Unverletzlichkeit auch tatsächlich bei einigen Menschen im Zusammenhang mit HIV/Aids stark ausgebildet ist, belegen zwei Interviewpassagen, die der Autor zur Aids-Thematik geführt hat. Die Interviewauszüge befinden sich im Anhang der Arbeit.

Deutlich wird aber auch, daß die statistische Entwarnung der Bedrohung durch Aids auf Kosten derer geht, die schon zu Beginn der Seuche am meisten unter der Krankheit zu leiden hatten. Mit dem Hinweis, daß der Erreger die sozialen Kreise der Schwulen und Drogenabhängigen nun doch nicht verlassen werde, wird das Ende der Bedrohung imaginiert. Das Virus scheint so lokalisierbar und damit kontrollierbar. Es ist wichtig festzuhalten, das aus den optimistischen Bildern keine vollständige "Entwarnung" abzuleiten ist. Die Bedrohung bleibt weiterhin bestehen, sie wird jedoch durch die konkreten Chancen ihr zu entgehen, stark relativiert.

3.3 Exkurs: die Quantifizierung des Ansteckungsrisikos in intimen Situationen

Mit der einprägsamen Formel "Aids geht uns alle an" wird seit 1985 in Deutschland vor den Gefahren ungeschützter sexueller Kontakte gewarnt. In den massenkommunikativen Aufklärungsbemühungen der staatlichen Institutionen (z.B. die BZgA) und der verschiedenen dezentralen Beratungseinrichtungen (z. B. die Aids-Hilfe) wird jeder ungeschützte Kontakt als potentiell gefährlich eingestuft. Die Unterscheidungskriterien für sichere und unsichere Sexualkontakte lassen sich mit den Begriffspaar Monogamie/Promiskuität zusammenfassen: Wer in einer festen (HIV-negativen) Beziehung lebt und außerhalb der Partnerschaft keine sexuellen Kontakte unterhält, braucht sich vor Aids nicht zu schützen. Wer nicht in solch einer Beziehung lebt, sollte Safer sex praktizieren. Die Strategie dieses Präventionskonzeptes ist evident. Da man das Virus beim anderen nicht ohne weiteres feststellen kann, die Gefahr also in der konkreten Situation nicht erkennbar ist, stellen monogame Treue oder die konsequente Anwendung von Schutzmaßnahmen die sichersten Methoden dar.

In der Tagespresse und in den Fachzeitschriften hingegen lassen sich verschiedene detaillierte Angaben zur Infektionswahrscheinlichkeit bei ungeschütztem Verkehr finden.[303] Zwar ist das latente Risiko einer Infektion durch die Quantifizierung der Ansteckungswahrscheinlichkeit nicht außer Kraft gesetzt, es wird jedoch eine gewisse Berechenbarkeit suggeriert. Zwei unterschiedliche Formen des Risikos einer möglichen Infektion durch Sexualkontakte werden in den nachfolgend dokumentierten Rechenbeispielen dargestellt.

Die erste Form zur Berechnung des Ansteckungsrisikos befaßt sich mit der Übertragungseffektivität bei einem Kontakt mit einer infizierten Person. Statistisch gesehen ist in einer solchen Situation die Ansteckungswahrscheinlichkeit am größten, denn (frisch) Infizierte und im definierten Aids-Stadium sich befindende Personen sind starke (Viren-) Ausscheider.[304] Dadurch erhöht sich statistisch die Gefahr für den nichtinfizierten Sexualpartner. Die zweite Form beschreibt die Infektionswahrscheinlichkeiten für den Kontakt mit unbekannten Personen, bei denen der Serostatus ungewiß ist. Bei diesen Einschätzungen liegen die Infektionsrisiken selbstverständlich niedriger als bei einem Kontakt mit einem Infizierten. Die den Meldungen entnommenen Zahlen wurden für Länder errechnet, in denen Aids endemisch auftritt, aber auch für Staaten, in denen sich die Ausbreitung weniger dramatisch entwickelt hat, wie zum Beispiel die Bundesrepublik.

---

303 Aus den Meldungen ist leider selten ersichtlich, auf welchen empirischen Datengrundlagen und Meßverfahren die Daten basieren. Nachvollziehbar sind lediglich die Infektionsraten der Sexualpartnerinnen von infizierten Blutern. Bei Hämophilen lassen sich der Infektionszeitpunkt durch die Chargennummern der kontaminierten Blutfaktorpräparate und die Frequenz der Partnerkontakte sowie der Immunstatus der Partnerin fast zuverlässig bestimmen.

304 Man spricht in diesem Zusammenhang von einem zweiphasigen Infektionsgipfel bei HIV-Infektion.

Die Zahl der HIV-Infizierten wird in Deutschland derzeit auf 70.000 – 80.000 geschätzt. Demnach ist es nicht ausgeschlossen, daß zwei Personen, die einen unterschiedlichen Immunstatus haben, miteinander verkehren und es dabei zu einer Infektion kommt. Für diesen Fall werden in den ausgewerteten Printmedien unterschiedliche Einschätzungen gegeben. Von einem sehr hohen Infektionsrisiko geht der Spiegel im Jahr 1987 aus:[305]

> "Wer mit einem HIV-Positiven Geschlechtsverkehr hat, der infiziert sich mit 60- bis 70prozentiger Wahrscheinlichkeit mit dem Virus."

Ein ähnlich hohes Risiko besteht, so die Frankfurter Rundschau, wenn der Sexualpartner sich in den letzten 60 Tagen vor dem Kontakt infiziert hat:[306]

> "Forscher an der Universität von Michigan in Ann Arbor berichteten am Wochenende, daß HIV-Infizierte in den ersten zwei Monaten das Virus bei drei von zehn sexuellen Kontakten auf ihre Partner übertragen können, wenn sie noch fest überzeugt seien, nicht angesteckt zu sein. Nach dieser Zeit sinke die Ansteckungsgefahr deutlich - bis auf den Niedrigwert von drei Infektionen je 1000 Sexualkontakte (...)."

Die Zeitschrift Psychologie Heute berichtet von einer Studie des Amerikaners R. Root-Bernstein, der Frauen befragte, die mit infizierten Blutern sexuelle Kontakte hatten.[307] Die Auswertung der Befragung ergab, daß durchschnittlich 500 Sexualkontakte zu einer Virusübertragung auf die Partnerin geführt haben. Etwas weniger dramatisch wirkt die folgende Risikoabschätzung aus dem Spiegel:[308]

> "Selbst unter den Frauen, die mehr als 600mal mit ihrem infizierten Partner verkehrt haben, war schließlich erst ein Drittel positiv."

Ein noch geringeres Ansteckungsrisiko wird in Der Zeit genannt, das sich wiederum auf das Ansteckungsrisiko der Partnerinnen von Blutern bezieht.[309]

> "Eine europaweit laufende Untersuchung der Ehefrauen von Aids-infizierten Blutern deutet ebenfalls auf ein überraschend niedriges Übertragungsrisiko hin. 'Nur' etwa zehn Prozent der Partnerinnen von 150 Aids-infizierten Blutern sind selbst positiv."

---

305 Der Spiegel (Nr. 5/1987, S. 177).

306 Frankfurter Rundschau vom 9.1.1995.

307 Psychologie Heute (Nr. 5/1994, S. 43).

308 Der Spiegel (Nr. 27/1987, S. 66.).

309 Die Zeit vom 3.7.1987.

Das Hamburger Abendblatt bezieht sich in einem Artikel auf Meinrad Koch, der die Infektionswahrscheinlichkeit mit 1:100 bis 1:1.000 angibt.[310] Der angesehene Münchener Aids-Forscher Hans Jäger kommt in einem anderen Bericht zu einem ähnlichen Ergebnis.[311] Er nimmt an, daß

> "es gar nicht so leicht (ist), sich zu infizieren. Im statistischen Mittel sind dazu wohl mehrere hundert sexuelle Kontakte nötig."

Damit ist aber die Spannweite der Infektiosität von HIV, wie sie in der Tagespresse wiedergegeben wird, nicht ausgeschöpft. Eine zusammenfassende Bewertung des unterschiedlichen Ansteckungsrisikos über den gesamten Infektionsverlauf durch einen Infizierten geben die Aids-Nachrichten des Aids-Zentrums in Berlin im Jahr 1995.[312] So wird angenommen, daß die Infektiosität während des Stadiums der Primärinfektion am höchsten ist. Die Chance, sich in dieser einige Wochen dauernden Phase zu infizieren, wird mit 10 bis zu 30 Prozent angegeben. Die Übertragungsrate bei einmaligem ungeschützten Geschlechtsverkehr in der anschließenden langen symptomfreien Periode sinkt dann auf Werte zwischen 1:1.000 bis 1:10.000. Da im Verlauf der Erkrankung die Anzahl der Viren wieder steigt, erhöhen sich die Infektionswerte dann wieder auf 1:1.000 bis 1:100. Als ein wichtiger Infektionsparameter wird das auch das Geschlecht der infizierten Person genannt. Es scheint einen Einfluß darauf zu haben, mit welcher Wahrscheinlichkeit das Virus übertragen wird. Infizierte Männer ohne ausgebildete Aids-Symptome sollen die Krankheit bei durchschnittlich jedem zehnten sexuellen Kontakt übertragen. Frauen die das Virus in sich tragen, hingegen geben den Erreger nur bei jedem hundertsten Intimkontakt weiter.[313]

Für die meisten Sexualkontakte spielt wohl diejenige Variante eine Rolle, bei der man nicht über den Immunstatus des anderen in Kenntnis ist. Da eine Infektion ohne einen Labortest nicht festzustellen ist, gibt es im Alltag keine Möglichkeit, sich hundertprozentig sicher zu sein, auf eine infizierte Person zu treffen. Von daher sind statistische Angaben über die Wahrscheinlichkeit, sich bei einer Liaison mit einem unbekannten Menschen zu infizieren, von besonderem Interesse. So berichtet der Spiegel über die Forschungsergebnis-

---

310 Hamburger Abendblatt vom 9.5.1988.

311 Süddeutsche Zeitung vom 12.2.1993.

312 Aids Nachrichten (Nr. 1/1995, S. 26)

313 Der Spiegel (Nr. 40/1992, S. 100).

se einer thailändisch-amerikanischen Forschergruppe, die die Infektionsgefahr für Sextouristen in Thailand berechnet hat.[314] Danach ist

> "in Thailand für männliche Kunden von Prostituierten das geschätzte Infektionsrisiko - bei ungeschütztem Geschlechtsverkehr - mit 0,031 etwa 30mal höher als in den USA und Europa."

Das bedeutet, daß dort bei ca. 30 Kontakten mit einer Infektion zu rechnen ist. Aus diesen Angaben läßt sich aber auch errechnen, daß in Europa und den Vereinigten Staaten die Wahrscheinlichkeit, sich bei einer Prostituierten anzustecken, 1:900 beträgt. Von dem wohl geringsten Risiko, sich beim Sexualkontakt mit einem Unbekannten anzustecken, berichtet Die Welt.[315] Dort ist zu lesen, daß das Risiko sich mit dem Virus anzustecken bei 1:100.000 liegt.

Wie die ausgewählten Quellen belegen, reichen die Einschätzungen, sich bei einer infizierten oder unbekannten Person anzustekken, von annähernd 1:1 (60 - 70 prozentige Wahrscheinlichkeit) bis 1:100.000. Die Quantifizierung der Ansteckungswahrscheinlichkeit korreliert dabei, soweit die Anzahl der ausgewerteten Quellen das erlauben, nicht mit dem Jahr der Veröffentlichung der Zahlenwerte. Die beiden hier angeführten niedrigsten Infektionswerte stammen aus den Jahren 1987 (1: 100.000) und 1995 (1:10.000).

Die Werte erlauben, je nach Interpretationsbedarf, die Gefahr einer Infektion hoch bzw. niedrig einzuschätzen. Wenn man die Niedrigwerte zur Grundlage für die eigene Risikoabschätzung macht, drängt sich die Frage auf, ob es sich hier nicht um ein (fast) zu vernachlässigendes Restrisiko handelt, da 100.000 oder mehr Sexualkontakte eher die Ausnahme denn die Regel sein dürften. Selbst hochpromiske Personenkreise werden sich in Anbetracht dieser Zahlen recht sicher fühlen. Auf der anderen Seite beweisen die Werte, die ein hohes Risiko nahelegen, das jeder ungeschützte Kontakt einem russischen Roulette gleichkommt. Die Quantifizierung des Ansteckungsrisikos in intimen Situationen ist demnach je nach Lesart beliebig.

---

[314] Der Spiegel (Nr. 5/1994, S. 183).

[315] Die Welt vom 23.6.1987.

Kapitel 4

4 Schlußdiskussion: die Bildwelten zu Aids

Während der Hochphase der massenmedialen Aids-Berichterstattung im Jahr 1987 schrieb der Frankfurter Sexualwissenschaftler Volkmar Sigusch, daß Aids beides sei: eine schwere Erkrankung und nichts als Blendwerk.[316] Diese polarisierende Äußerung wirkt heute, nach mehr als zehn Jahren, befremdlich. Längst hat das Thema Aids die Schlagzeilen verlassen und andere Probleme bestimmen die öffentliche (Gesundheits-)Diskussion. Ihren Schrecken hat die Krankheit zwar nicht gänzlich verloren, aber stagnierende, bzw. leicht rückläufige Ausbreitungszahlen und Therapieerfolge bei der Behandlung haben Aids in Deutschland zu einer fast normalen gesundheitlichen Bedrohung gemacht - mit entsprechend geringem Medienwert.

Daß es sich bei den gesellschaftlichen und politischen Reaktionen auf HIV/Aids nur um "Blendwerk" gehandelt haben soll, verrät die Hilflosigkeit, mit der so mancher Aids-Forscher den kollektiven Antworten auf die neue Krankheit gegenüberstand. Denn längst hatte dieses "Blendwerk" seine eigene Realität erfahren, die wirklichkeitsmächtig den gesellschaftlichen Umgang mit Aids beeinflusste. Sei es, indem viele Menschen HIV-Betroffenen in ablehnender Weise gegenüberstanden oder sich nur schwer mit Safer sex anfreunden konnten.

Dieser Realität oder besser gesagt diesen gesellschaftlichen Realitäten über HIV/Aids ist das Forschungsinteresse dieser Untersuchung gewidmet. Auf der empirischen Basis von Zeitungsmeldungen über die Immunschwäche konnte gezeigt werden, welche kollektiven Vorstellungen über die Immunschwäche existieren und welchen Konjunkturzyklen sie folgten. Daß diese Vorstellungen auch in den Köpfen der Menschen lebendig sind, ist anzunehmen. Die Printmedien sind, wie zu Beginn der Arbeit deutlich wurde, immerhin die zweitwichtigste Informationsquelle, aus denen die Informationen über HIV/Aids bezogen wurden.

---

[316] Sigusch (1987, S. 7).

Vor dem Hintergrund des Konzeptes der Bildwelten zu Aids, präsentieren sich die kollektiven Vorstellungen in zwei Bildwelten, die ihrerseits aus weiteren Bildern zusammengesetzt sind. Die Bildwelten haben von ihrem Inhalt her tendenziell unwissenschaftlichen Charakter. Sie sind spekulativ, bedienen sich Vorurteilen und sind assoziativ. Bildwelten sind Produkte kollektiver Phantasien und zugleich ein fortwährender rationaler Erklärungsversuch über die Ursachen und Folgen der Krankheit. Das theoretische Gerüst der Bildwelten basiert auf verschiedenen Theorien und Ansätzen, die sich mit Welt- und Gesellschaftsbildern auseinandersetzen. Es folgt der Grundkonzeption Meier-Dallachs, in dem die Konfiguration eines (Welt-)Bildes sich aus konkretisierbaren Teilsegmenten zusammensetzt. Der Autor der vorliegenden Arbeit definiert die "Bildwelten zu Aids" folgendermaßen:

> Die "Bildwelten zu Aids" beschreiben die Aggregation von Wissensbeständen und Vorstellungen über HIV/Aids, die ein weitgehend geschlossenes und komplexes Bild von der Immunschwächekrankheit vermitteln und/oder suggerieren und dabei sowohl die Entstehung als auch die zukünftige Ausbreitung dieser Krankheit thematisieren. Die Bildwelten zu Aids sind Bestandteil von Alltagsvorstellungen und bedienen sich dabei sowohl wissenschaftlicher als auch quasiwissenschaftlicher Interpretationsansätze.

Eine Ergänzung findet die Analyse der kollektiven Vorstellungen durch das entwicklungspsychologische Modell Piagets. Vor diesem theoretischen Hintergrund entpuppen sich einige Bilder, die in den Medien verbreitet wurden, als Indiz für ein Zurückfallen in tiefliegende kognitiven Strukturen. In der Identifizierung immer neuer Ansteckungswege offenbart sich eine mangelnde Differenzierung zwischen der Person und der sie umgebenden Umwelt. Es existiert keine Trennung zwischen der Außenwelt und dem Individuum, die ein Schutz vor dem Virus garantieren würde. Auch die zweite Phase, die des präoperationalen Denkens, ist mit den kollektiven Deutungen über HIV/Aids in Einklang zu bringen. Die Unfähigkeit, Naturzustände von sozialen Regeln zu unterscheiden, zeigt sich am deutlichsten, darin, daß der Krankheit eine moralische Absicht angeheftet wird. Als evolutionäres Korrektiv und als Folge moralischen (sexuellen) Fehlverhaltens wird dem Virus eine sinnhafte gesellschaftsverändernde Intention zugesprochen. Dieser moralischen Realismus, wie Piaget diese Phänomen bezeichnet, durchzieht auch die Ko-Faktoren-Ansätze. In ihnen wird der Krankheit eine Orientierungsfunktion zugestanden, die darüber Auskunft gibt, ob man "richtig" lebt oder nicht. Der kindliche Artifizialismus tritt besonders deutlich bei den Entstehungsbildern der Instituionen zu Tage. Der Mensch ist in diesem Bild der alleinige Schöpfer des Virus und trägt zu seiner Verbreitung bei.

Eine Besonderheit in der sozialwissenschaftlichen Aids-Forschung ist die vorliegende Sammlung der unterschiedlichen Annahmen zur Entstehung der Seuche und die Analyse der Folgen dieser Sichtweisen. Während die wenigen Schriften, die sich mit der Entstehungsdiskussion beschäftigen, darin lediglich Mythen[317] ohne weitere Bedeutung sehen, zeigt sich in der vorliegenden Arbeit, daß in den Annahmen zur Ätiologie von HIV/Aids wesentliche Hinweise auf den späteren Umgang mit der Krankheit angelegt sind. Die Entstehungsbildwelt beschreibt die kulturell geprägten Deutungsmuster vom Aufkommen der Infektionskrankheit Aids. Diese rückblickenden Theorien sind der kollektive Versuch, in Form einer retrospektiven Selektion die Entstehung der Krankheit in einen sinnhaften Kontext zu überführen. Sie stellen einen wichtigen Beitrag dar, ein kollektives Gefühl der Kontrolle über die virale Bedrohung zu erzeugen.

Die Attribuierung der Entstehung von HIV/Aids äußert sich in einer Reihe sozialer Tatbestände. So zeichnet sich in den Ansätzen über die Entstehungsbilder der Einzelpersonen in prägnanter Weise die Dichotomie des Täter-Opfer Modelles ab. Die unüberschaubaren gesellschaftlichen Beziehungskonstellationen, in denen eine Infektion denkbar ist, werden auf die Formel der Aids-Erpresser und Desperados gebracht, die sich ihre Opfer suchen. Die Komplexitätsreduktion durch die Personifizierung der Bedrohung gibt damit einen ersten Hinweis auf die langjährigen Diskussionen um eine Einführung der namentlichen Meldepflicht und die Kontroversen um den bayerischen Sonderweg in der Aids-Politik. Beides sind letztlich Reflexe auf die Vorstellung, daß die Überwindung der Krankheit nur durch die namentliche Identifizierung und mögliche Festsetzung von HIV-Trägern gelingen kann. Die Gesellschaft mußte, so der Glaube, als potentielles Opfer, mit allen Mitteln vor diesem Täterkreis geschützt werden.

Ein anderer Fokus ist bei der Analyse der Entstehungsbilder der Institutionen und anderer sozialer Gruppierungen von Bedeutung. In den unterschiedlichen Deutungen der Gefährlichkeit des Erregers und in der Annahme, er sei künstlich erschaffen worden, zeichnet sich ein Grundproblem ab, das bei der Durchsetzung von Präventionskonzepten relevant ist. In diesem Bild wird die Gefähr-

317 Vgl.: Deutsche Aids-Hilfe e.V. (1993) und Aktuell (Nr. 5/1994).

lichkeit des Virus reduziert empfunden, was dazu führt, daß die Präventionsbotschaften nicht in der intendierten Weise ernst genommen wurden. Die Aufhebung der Kausalitätsannahme, HIV verursachte Aids, ist zugleich auch als ein hoffnungsvoller Befreiungsschlag gegen die düsteren Visionen der Apokalypse zu interpretieren, die zeitgleich existierten.

Subtiler und facettenreicher sind die Aussagen der Bilder der modernen und alten Gesellschaften. In ihnen werden HIV/Aids in unterschiedlicher Weise mit der Lebensweise in zwei Gesellschaftstypen assoziiert. Modernität und Rückständigkeit sind die thematischen Begriffe, mit denen das Aufkommen der neuen Krankheit erklärt werden soll. Beide Gesellschaftsformen sind die Projektionsfläche für die differenzierten Attribuierungen der Genese von HIV/Aids. Während die Assoziationen über die moderne Welt stark von der Idee der Ko-Faktoren geprägt sind, werden für die alten Gesellschaften konkrete Ursprungsannahmen über HIV/Aids artikuliert.

Während die Entstehungswelt durch vier "Fenster" die kollektive Realität um Aids abbildet, wird die Prognosebildwelt durch zwei Perspektiven bestimmt. Sie stehen in einer dichotomen Beziehung zueinander und bedienen sich teilweise der gleichen Bildinhalte. Damit wird einer Deutungsperspektive Beachtung geschenkt, die in der sozialwissenschaftlichen Aids-Forschung bisher fast gänzlich übersehen wurde: die Existenz der optimistischen Prognose, die zeitlich parallel zu den apokalyptischen Bildern existierte. Schon zu Beginn der Medienberichterstattung waren HIV/Aids in diesen Bildern bereits besiegt! Medikamente sollten in schneller Folge auf den Markt kommen und der Virus-Bedrohung ein Ende setzen. Über den gesamten Zeitraum der Berichterstattung hinweg befanden sich Therapeutika in der Entwicklung, deren behördliche Zulassung und deren erfolgversprechende Anwendung sich in zeitlich greifbarer Nähe befanden. Zudem erzeugten die Meldungen über die Langzeitüberlebenden den Eindruck, daß das tödliche Ende der Infektion keineswegs sicher sei. Die Aussicht, erst nach fünfzehn oder zwanzig Jahren zu erkranken, steigerte zudem noch die Chance, in den Genuß der dann verfügbaren Medikamente zu kommen. Die optimistischen Bilder bedienen sich auch der verbreiteten Illusion der Unverletzlichkeit der eigenen Person. (Im Anhang dieser Arbeit werden zwei Interviewpassagen wiedergegeben, aus denen die Unverletzlichkeitsannahme deutlich hervorgeht.) Die Berichte über eine natürliche Immunität bestimmter Bevölkerungsteile gegenüber dem Virus, die entweder angeboren ist oder durch eine "Beinahe-Infektion" zur

Autoimmunisierung geführt hat, lassen ebenfalls die Angst vor HIV/Aids schwinden.

Überlagert wurde die optimistische Prognose bis zum letzten Jahr stets durch die Thematisierung der Apokalypse als drohendes Szenario oder als Metapher des ausgehenden Jahrtausends. Susan Sontag[318] versuchte in ihrem leidenschaftlichen Essay, die kollektiven Vorstellungen, die sich um den Immundefekt entwickelten, als Metapher zu begreifen. Durch ihr Buch "Aids und seine Metaphern" konnte sie zeigen, wie die Metapher als Denkfigur eingesetzt wird, um zu dramatisieren oder Ressentiments gegen Betroffene zu legalisieren. Sie verweist auf die Kriegsmetaphorik, die ihren martialischen Sprachgebrauch auf die Krankheit anwendet. Das Virus wird als der Feind beschrieben, der den Menschen angreifen will. Es ist heimtückisch, intelligent, wandlungsfähig und reagiert, als führe es einen "Sex War gegen die Gattung des Homo Sapiens", wie Stanislaw Lem es ausdrückt.[319] Dementsprechend befinden sich die Aids-Forscher im Glaubenskrieg um den richtigen Therapieansatz.[320] Aber dennoch, Aids rechtfertigt noch keinen totalen medizinischen Krieg, wie die Ärzte-Zeitung schrieb.[321]

Bei Susan Sontag ist es die Pest, die als Hauptmetapher den Bedeutungsgehalt der Krankheit Aids bestimmt. Als Sinnbild des Verfalls und des Untergangs wird die Immunschwäche als elementare Bedrohung empfunden. Die Pestmetapher ist somit wesentlicher Bestandteil der drohenden Apokalypse, die die Menschheit ereilen wird. Aber es ist nicht nur die bildliche Übertragung ängstigender Zustände vergangener Epochen auf die Immunschwäche, die dem Virus die Anwartschaft auf die Hauptrolle in der drohenden kollektiven Katastrophe ermöglichte. Neben der Metaphorisierung lassen sich, wie die vorliegende Arbeit gezeigt hat, konkrete Aspekte beleuchten, die darlegen, wie die Angst vor Aids erst das Maß erreichen konnte, als nahes Weltende gedeutet zu werden. Die Bilder der Apokalypse zeigen die mit Aids genuin verbundenen gesellschaftlichen Deutungsperspektiven einer Infektionskrankheit des ausgehenden zwanzigsten Jahrhunderts. Die Erwartung, daß Aids sich ungehemmt ausbreiten würde, gründete zu einem großen Teil auf der Identifizierung immer neuer Ansteckungswege. Obwohl es sich bei Aids um ei-

318 Sontag (1989).

319 Lem (1992, S. 178).

320 AZ (Nr. 12/1992, S. 35).

321 Ärzte-Zeitung vom 26.4.1989.

ne äußerst schwer übertragbare Krankheit handelt, deren relevante Ansteckungswege schnell bekannt waren, wurden die potentiellen Möglichkeiten einer Infektion (Prognosenkonflikt) zum Motor der Angst. Also nicht die reale Gefahr, sondern die mögliche Gefahr wurde zur Grundlage der Einschätzung der Aids-Bedrohung herangezogen. Gleiches gilt für die statistischen Modelle, mit denen die Ausbreitung der Krankheit beschrieben wurde. Auch sie legten nicht die augenblickliche Bedrohung durch das Virus zugrunde, sondern es wurden Zeithorizonte definiert, die bei einer angenommenen exponentiellen Zunahme der Infektionszahlen in der Katastrophe enden mußten. Als drittes Element sorgten die resignativen Meldungen über die Impfstoffentwicklung für eine aussichtslose Lage. Es ist anzunehmen, daß auch zukünftige Infektionskrankheiten in dieser Weise ihre Dramatisierung erfahren werden.[322]

Für beide Prognosen gilt, daß das Risiko, sich bei einer infizierten oder unbekannten Personen anzustecken, je nach Lesart interpretiert werden kann. Die Berechenbarkeitsvorstellungen können sowohl die eine wie die andere Prognose unterstützen bzw. abschwächen. Sieht man einmal davon ab, daß die Quantifizierung der Ansteckungswahrscheinlichkeit in keiner Weise die intendierte Ausschaltung des Restrisikos bewirken kann, so beeindruckt doch die breite Streuung der Werte. Wahrscheinlichkeiten zwischen annähernd 1:1 und 1:100.000 tragen jedoch lediglich dazu bei, eine gewisse Berechenbarkeit einer möglichen Infektion zu suggerieren. Auch wenn diese Modelle für Epidemiologen Aufschluß über erwartbare Tendenzen bei den Neuinfektionen gewährleisten könnten, liegt der Erkenntniswert dieses Bildes in der Entlarvung der statistischen Scheinherrschaft über den berüchtigten "wrong fuck"[323], der zur Infektion geführt hat.

Daß es sich bei den apokalyptischen Bildern um ein mächtiges Vorstellungsschema handelt, belegen die hohen Zahlen der Aids-Phobiker zu Beginn der neuziger Jahre. Der Begriff "Aids-Phobiker", der sich mittlerweile weitgehend in der Alltagssprache durchgesetzt

---

[322] Die angebliche Mennengitis-Epidemie in Niederbayern im März 1998 ließ die gleichen Grundzüge erkennen, mit denen auch der Schrecken vor Aids entstand. Auch hier wurde aus den wenigen Todesfällen eine konkrete Gefahr für jedermann abgeleitet. Einige Bürger liefen in Paffenhofen, dem "Epizentrum" der Krankheitsfälle, mit Mundschutz durch die Straßen, da sie überall Ansteckungsherde vermuteten.

[323] Dieser fatalistische Begriff ist zum Synonym für eine erfolgte Infektion geworden, der man sich wissentlich oder unwissentlich ausgesetzt hat.

hat, bezeichnet strenggenommen jedoch eher eine "Aids-Hypochondrie". Wie die Arbeit von Schnitzer zeigt, fehlen bei vielen Patienten die typischen Objekt- und Berührungsängste, die eine Phobie auszeichnen.[324] Die krankhafte Angst, ein Opfer der kollektiven Vernichtungsphantasie zu werden, hatte Mitte der achtziger Jahre ihren Höhepunkt erreicht. Die Sorge, infiziert zu sein, betraf damals mehr Menschen als tatsächlich infiziert waren. Aids-Phobiker (bzw. Aids-Hypochonder) haben Angst vor einer HIV-bedingten Erkrankung oder einer möglichen Ansteckung. Kleinste körperliche Unregelmäßigkeiten wie etwa gelegentliche Durchfälle, Schweißausbrüche oder Hautveränderungen werden als Anzeichen einer Infektion gedeutet. Sie meiden in zwanghafter Form den Kontakt mit ihrem sozialen Umfeld, um sich nicht zu infizieren oder andere anzustecken. Sie zeichnen sich zum Teil durch ein profundes Wissen über die Krankheit aus und besitzen gleichzeitig eine kognitive Immunität gegen dieses Wissen. Ein negativ ausgefallener Anti-Körper-Test ist für den Phobiker kein Beweis, nicht infiziert zu sein. Sie lassen sich häufig mehrfach testen, ohne daß das eindeutig negative Testergebnis irgendeinen Einfluß auf die Infektionsbefürchtung hat. Die innerpsychischen Ursachen dieses Krankheitsbildes werden häufig mit Schuldgefühlen der eigenen Sexualität (Bordellbesuch, Seitensprünge, homosexuelle Neigungen etc.) in Verbindung gebracht. Die imaginierte Infektion kann durchaus als Form der Selbstbestrafung angesehen werden. Die phobische Krankheitsentwicklung wird begünstigt durch Existenzängste, hypochondrische Befürchtungen und depressive Verstimmungen. Dabei werden die Infektionsängste in eine sozial akzeptierte Richtung gelenkt, die durch die zum Teil hysterische Berichterstattung der Boulevardpresse begünstigt wurde. Der medieninduzierte Stimulus steht in Verdacht, auch bei Personen mit einer geringen Disposition phobische Ängste auszulösen.

Die Konkurrenz der Deutungsmodelle hat zu paradoxen gesellschaftlichen Konsequenzen im Umgang mit der Krankheit geführt. Die empfundene kollektive Ausweglosigkeit, die durch die Angst vor einer Weltseuche ausgelöst wurde, produzierte im Gegenzug die Basis für die heute existente Solidarität mit den Betroffenen dieser Krankheit. Beeinflußt wurde dieser Prozeß durch unrealistische und übertriebene Annahmen über die erwartete Ausbreitung des Virus. Die angenommene Allgegenwärtigkeit einer Ansteckungssituation im sozialen Leben entkoppelte die Gefahr einer möglichen Infektion von

[324] Schnitzer (1991).

den Verhaltensweisen der stigmatisierten Gruppe der Schwulen und Drogenabhängigen. Die Egalisierung der Verhaltensweisen und die Ausweitung der Betroffenengruppen auf die ganze Bevölkerung - unabhängig von ihrem Verhalten - hat die sozialen Grenzen zwischen "betroffen" und "nichtbetroffen" aufgeweicht. Das potentielle Risiko, selbst einmal den Betroffenengruppen anzugehören, hat den anfänglichen massiven Ressentiments gegen Infizierte damit zum Teil den Boden entzogen. Die behördliche Aufforderung "Aids geht uns alle an" (BZgA) kann ebenfalls in diesem Kontext gelesen werden, auch wenn sie diesen Prozeß nicht im Sinn gehabt hat.

Die resignativen Prognosen über eine Impfstoffentwicklung oder ein Heilmittel haben die Ausweglosigkeit ergänzt. Aids präsentierte sich als eine "demokratische Krankheit", die sich quer zur Struktur der sozio-ökonomischen Verhältnisse ausbreitet. Vor Aids schienen in Anbetracht des Untergangs alle Menschen gleich zu sein. Die endzeitlichen Visionen, daß alle sterben bzw. infiziert werden könnten, hat zudem die gesellschaftlichen Voraussetzungen für ein Klima der Akzeptanz, der Mitverantwortung und der Toleranz geschaffen. Frank Rühmann beschreibt diesen Doppelcharakter:[325]

> "Man würde allerdings die gesellschaftliche Funktion der Diskussion um Aids ganz entschieden unterschätzen, würde man sie nur darin sehen wollen, daß Aids als eine mysteriöse und unheilbare Krankheit Unsicherheit und Angst hervorrufe und strukturiere, die dann auf Sündenböcke projiziert werden kann. Die besondere Wirkung der Diskussion um Aids, die ihr eine so wichtige gesellschaftspolitische Bedeutung verleiht, liegt vielmehr darin, daß sie neben dem Element der Unsicherheit auch ein deutliches Versprechen von Sicherheit beinhaltet."

Die Überwindung von Aids wurde als kollektives Interesse empfunden, das die Basis für ein gemeinsames Engagement zur Bekämpfung der Seuche entfaltete. Profitieren konnten von diesem Klima vor allem die bereits Infizierten und Menschen im Stadium von Aids. Welt-Aids-Tage, Benefizveranstaltungen, Spendenaktionen sind ein Beleg dafür, daß der Einsatz für HIV-Betroffene ein hohes soziales Prestige besitzt, der wiederum in der Notwendigkeit sozialer Anteilnahme gründet.

Nicht alle Folgen der kollektiven Deutungsmuster können als dienlich für die Bewältigung der Seuche beschrieben werden. Für die Verhütung von Neuinfektionen (Primärprävention) lassen sich daher auch eine Reihe von negativen Effekten beschreiben. Durch die von

---

325 Rühmann (1985, S. 190).

den Massenmedien verbreiteten Annahmen, daß Aids sich durch alltägliches soziales Verhalten übertragen kann, wurden die bereits identifizierten Ansteckungswege um eine Vielzahl neuer möglicher Infektionsquellen erweitert. Die Nichteinschätzbarkeit dieser Risikosituationen (Aids-Viren in der Atemluft) vermittelte eine gewisse Unausweichlichkeit einer Übertragung. Das hat zur Folge, daß die individuellen Strategien (Safer sex) zugunsten eines kollektiven Schicksals geopfert werden. Das Ausgeliefertsein durch die Allgegenwart der Bedrohung lenkt ab von den eigenen Handlungsoptionen, sich und andere zu schützen. Das Gefühl der Machtlosigkeit vor dem Virus entbindet das Individuum gewissermaßen von seiner Eigenverantwortung, selbst durch adäquates Verhalten in den Ausbreitungsprozeß einzugreifen. Wenn das Virus sowieso alle infizieren wird, warum soll man sich dann "safe" verhalten?

Anhang

Interviews

Zum Gefühl der Unverletzlichkeit zwei Passagen aus Interviews, die im Rahmen eines Forschungsprojektes im Jahr 1993 durchgeführt wurden.[326] Zuerst ein Ausschnitt aus einem Interview mit Sabine vom 13.8.1993. Sie war zum Zeitpunkt der Befragung 25 Jahre alt und HIV-negativ. Das Interview fand nach einem HIV-Antikörpertest in Frankfurt statt.

J.B.: Warst Du Dir sicher, daß Du negativ bist?

S: Nein! Sonst hätte ich's ja wieder auch nicht gemacht. Ich war neugierig. Ich habe irgendwie eine ganz merkwürdige Einstellung zu meinem Leben. Ich bin, glaube ich, eine gefährliche Person und eine gefährdete Person.

J.B.: Was meinst Du damit?

S: Also, ich hatte überhaupt keinen Bammel und ein paar Freunde, denen ich das erzählt habe, die haben dann auch immer gefragt, hast Du keine Angst und heute gehst Du hin.

J.B.: Mmh.

S: Nicht einmal Herzklopfen gehabt, gar nichts, wirklich.

J.B.: Woher kam dieses, wie soll man sagen, dieses ruhige Gefühl?

S: Das ist meine Art. Das ist meine Art, daß ich vielleicht ein bißchen lebens- Wie nennt man das? Ich hab- ... Oje. Also, ich denke, mein Schicksal. Ich glaube an mein Schicksal.

J.B.: Ja.

S: Und aufgrund von zwo, drei Erlebnissen in meinem Leben, glaube ich, daß mir so leicht nichts anhaben kann und niemand und nichts. Und wenn es - wenn irgendetwas passiert, dann sollte es so sein. Das

---

326 Projekttitel: Neue Risiken als Herausforderung für Problemlösungsmechanismen komplexer Gesellschaften. Regelungsversuche für das Risiko Aids. Förderer: Bundesministerium für Forschung und Technik.

ist meine Einstellung. Also, ich bin- zwo-, dreimal schwere Unfälle gehabt und 'ne Krankheit auch schon hinter mir.

J.B.: Mmh.

S: Es ist einfach ein guter Stern über mir. So, so'ne Meinung habe ich da. Und ich habe keine Angst vor dem Sterben und das hat mich vielleicht auch schon zwo-, dreimal von der Schippe runterhüpfen lassen.

Interview mit einer Prostituieren (Marion) vom 12.2.1993, ca. 30 Jahre alt und durch intravenösen Drogenkonsum infiziert. Das Interview fand in Frankfurt, zusammen mit Heidi Weinrich statt.

J.B.: Wie ist das denn eigentlich so bei Männern? Gibt's da eigentlich so 'ne Einsicht in Kondome und Safer sex?

M: Ist altersabhängig. Also, ich, ich spreche jetzt von Arbeiten, von Strich, ja.

J.B.: Ja.

M: Ist sehr altersabhängig. Alles, was jenseits der Vierzig ist und viel Geld hat, will unbedingt zumindest bei Französisch auf das Gummi verzichten.

J.B.: Mmh.

M: Ja das ist so! Und ich schick' sie dann immer weiter. Ich sag': 'Schau mal, hier auf der Straße steh'n mindestens zwölf HIV-positive Junk-Frauen, ja?, die machen Französisch ohne. Wenn Du denkst, Du kannst es Dir dadurch nicht schnappen, geh' hin. Viel Spaß mit dem Virus.' Ja, also, ehem...

H.W.: Und wie reagieren die?

M: Sie gehen da hin.

H.W.: Obwohl Du sagst, dann gesagt hast - HIV...

M: 'Viel Spaß'

M: Ja, ich sag': 'Viel Spaß mit dem Virus' und sie gehen trotzdem da hin. ... Überhaupt kein Problem. Also, der Mann über der Vierzig, mit 'm dicken Mercedes Benz oder mit'm dicken BMW besteht immer noch auf seinen hundertachtzig Kilometern auf der Autobahn und Französisch ohne Kondom. Das kriegste net raus ....

Statistische Entwicklung von HIV/Aids

Im Rahmen der anonymen Laborberichtsverordnung wurde es möglich, die Anzahl der HIV-positiven Befunde statistisch zu erfassen. Bis zum 31.12.1997 konnte das Aids-Zentrum des Robert Koch-Institutes 81.757 positive HIV-Bestätigungsteste insgesamt registrieren. In dieser Zahl sind jedoch "nichterkannte Doppelmeldungen" in einer unbekannten Größenordnung enthalten (ca. 30% - 50%). Nach Schätzungen des Aids-Zentrums liegt die Zahl der HIV-Infizierten seit Beginn der Epidemie zwischen 50.000 und 60.000. Die Zahl der Neuinfektionen wird gegenwärtig auf 2.000 bis 2.500 jährlich geschätzt. In den neuen Bundesländern wurden bisher 2% (1.200) aller Infektionen diagnostiziert. Wie die Graphik 4 zeigt, nimmt die Zahl der positiven Test-Ergebnisse seit 1988 mit einer leichten Unterbrechung in den Jahren 1991 und 1992 ab. Im Jahr 1997 wurden nur noch 3.849 Fälle gemeldet. Das statistische Verhältnis von Männern und Frauen bei den HIV-Infektionen liegt insgesamt bei 71% zu 17%. (Die Angaben in der Graphik unter Ausschluß "erkennbarer Doppelmeldungen".)

Graphik 4: HIV-Fälle in der Bundesrepublik

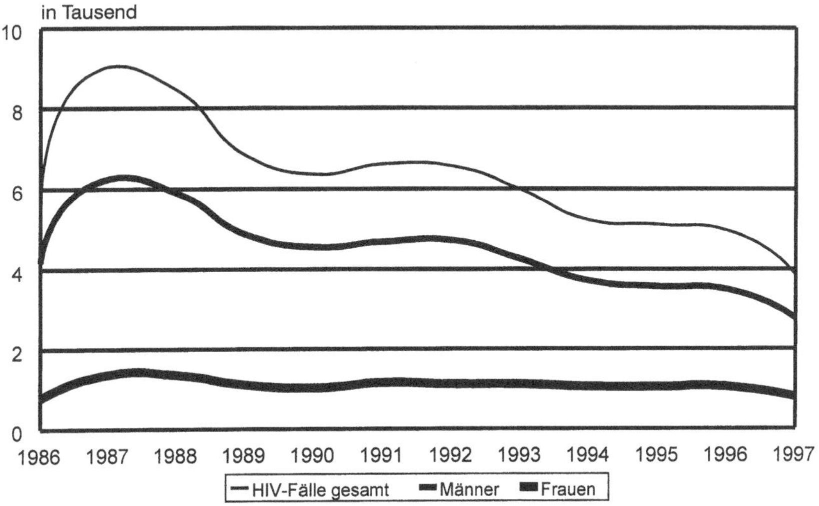

Quelle: Robert Koch-Institut, Quartalsbericht HIV/Aids, IV/1997.

Die Graphik 5 gibt einen Überblick über die Aids-Fälle in der Bundesrepublik. Die Gesamtzahl der Meldungen beläuft sich seit Beginn der Erfassung im Jahr 1982 auf 17.048 Fälle (davon verstorben 10.953). Der größte Anteil der Aids-Fälle ist durch homosexuelle oder bisexuelle Kontakte (Männer stellen 89% der Aids-Fälle) induziert. Daran hat sich vom Beginn der Epidemie bis zum heutigen Tag nichts geändert. Die zweitgrößte Gruppe der Aids-Fälle hat sich durch intravenösen Drogenkonsum (IVDA) infiziert. Eine Virusübertragung durch Blutgerinnungsstoffe (Hämo) oder durch Bluttransfusionen (Trans) ist heute fast ausgeschlossen. Die Fälle stammen überwiegend aus den achtziger Jahren. Die Zahl der heterosexuell induzierten Aids-Fälle wird, obwohl der Anteil an der Gesamtzahl der Fälle gering ist, in Zukunft an Bedeutung gewinnen. Unter Pattern II werden die Fälle summiert, bei denen der Virusträger aus einem Land stammt, in dem Aids endemisch auftritt.

Graphik 5: Aids-Fälle nach Übertragungsrisiko

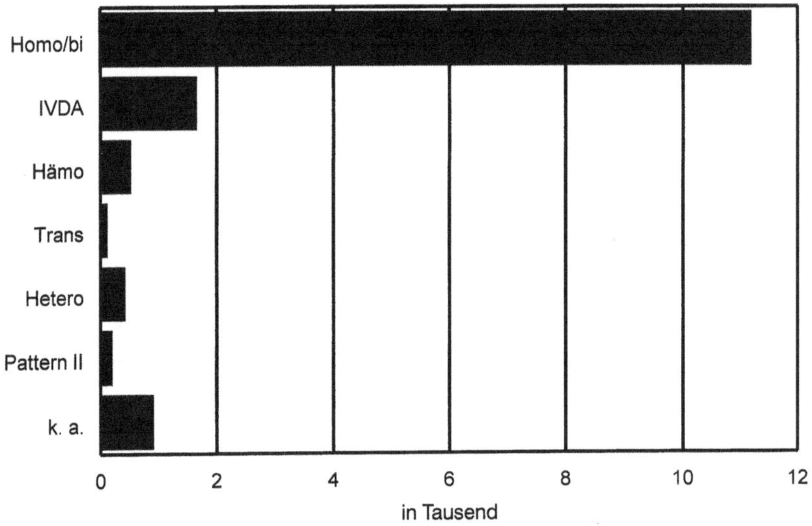

Quelle: Robert Koch-Institut, Quartalsbericht HIV/Aids, IV/1997.

Die Zahl der Aids-Toten erreichte 1992 mit 1.297 ihren Höchststand. Seitdem verringert sie sich kontinuierlich. Im vierten Quartal 1997 wurden dem Aids-Zentrum in Berlin lediglich drei Personen gemeldet, die an den Folgen von Aids verstorben sind. Der massive Rückgang der Todesopfer ist u.a. auf die Wirksamkeit neuer Therapien zurückzuführen. Es gilt aber als sicher, daß die Zahlen wieder ansteigen werden, da der lebensverlängernde Einfluß der neuen Medikamente zeitlich begrenzt ist.

Graphik 6: Aids-Tote in der Bundesrepublik

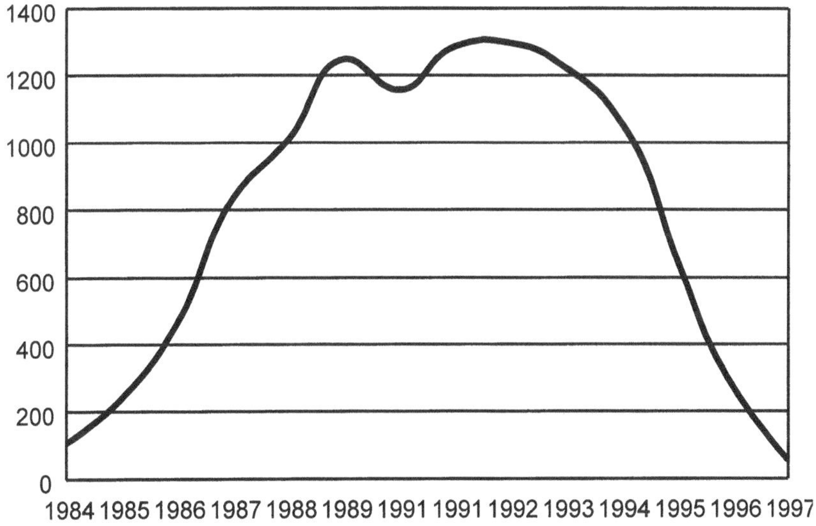

Quelle: Robert Koch-Institut, Quartalsbericht HIV/Aids, IV/1997.

In der Graphik 7 sind die kumulierten Inzidenzen verschiedener europäischer Staaten dargestellt. Die Werte beziehen sich auf die Zahl der Aids-Fälle pro Million Einwohner. Die im europäischen Vergleich geringen Zahlen der Bundesrepublik werden als Beweis für die Wirksamkeit der Aufklärungskampagnen gehandelt.

Graphik 7: Aids-Fälle in Europa pro Million Einwohner

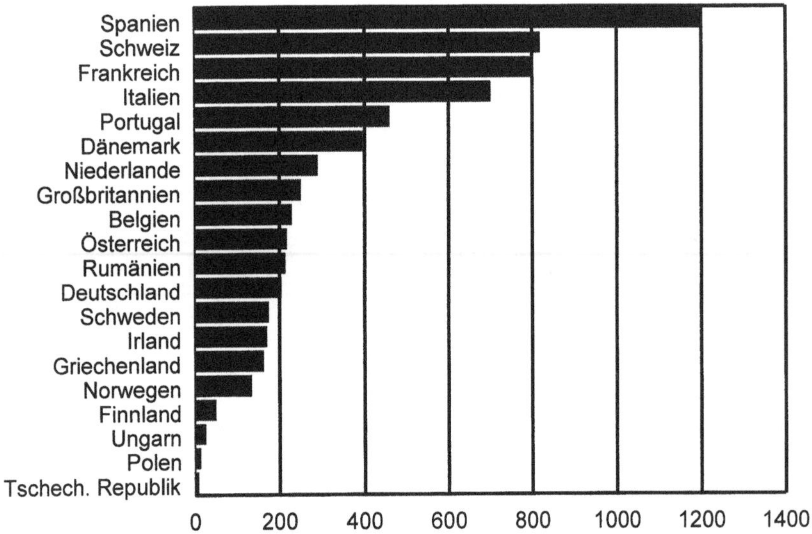

Quelle: Robert Koch-Institut, Quartalsbericht HIV/Aids, IV/1997.

Literatur

Aids-Taschenwörterbuch, 1992. Stephan Dressler; Matthias Wienold. 2. überarbeitete und erweiterte Auflage. Berlin: Springer.

Aids-Zentrum des Bundesgesundheitsamtes (Hg.): Aids Nachrichten Nr. 1/1995: Auswirkung des zweiphasigen Infektionsgipfels bei HIV-Infektion auf den Verlauf der Epidemie. S. 26-28. Berlin.

AIFO, Aids-Forschung 9. Jahrgang 2/1994, S. 76-81. Bericht über die 9. Internationale Aids-Konferenz in Berlin vom 6.-11. Juni 1993. Starnberg: Schulz.

Aktuell. Das Magazin der Deutschen Aids-Hilfe: Mythos Aids. Nr. 5, 2/1994. Berlin: Oktober-Druck.

Arbeitsgruppe Soziale Infrastruktur, 1994: Neue Risiken als Herausforderung für Problemlösungsmechanismen komplexer Gesellschaften. Regelungsversuche für das Risiko Aids. Unveröffentlichter Abschlußbericht. Gefördert durch das Bundesministerium für Forschung und Technik. Frankfurt am Main.

Arnheim, Ch. (Hg.), 1990: AIDS - der dritte Akt der Syphilis. Der Irrtum des AIDS - Establishments. Dortmund: pad.

Badgley L. A., 1990: Geschäfte mit einem medizinischen Irrtum. In: Rappoport, Jon, 1990: Fehldiagnose "Aids". S. 11. Südergellersen: Ehlers.

Bardeleben, H. und B. W. Reimann, 1992: Permessive Sexualität und präventives Verhalten. Berlin: Edition Sigma.

Bardeleben, H., B. W. Reimann und P. Schmidt, 1989: Aids und das Problem der Prävention - Fakten und Fiktion. S. 97-128. In: Journal für Sozialforschung, 28 Jg. Heft 1, 1989.

Bavastro, P., 1989: Aids. S. 126-165. In: Verein für ein erweitertes Heilwesen e.V. (Hg.), 1989: Zeitkrankheiten. Entstehung, Vorbeugung, Ganzheitsbehandlung; Allergien, Krebs, Rheuma, Aids. Stuttgart: Urachhaus.

Bergsdorf, W., 1980: Die vierte Gewalt. Einführung in die politische Massenkommunikation. Mainz: v. Hase und Koehler.

Blanco Cruz, E., 1988: Aids. Ein antisexuelles Phänomen? Frankfurt am Main: Ed. Maonlau.

Boes, U., 1991: AIDS - Berichterstattung in der Tagespresse. Inhaltsanalytische Untersuchung von 'Frankfurter Allgemeine' und 'Die Welt' im Zeitraum 1982-1989. Bochum: Brockmeyer.

Braun, S. und J. Fuhrmann, 1970: Angestelltenmentalität. Berufliche Position und gesellschaftliches Denken der Industrieangesellten. Neuwied und Berlin:

Brednich, R. W., 1990: Die Spinne in der Yucca-Palme. Sagenhafte Geschichten von heute. München: Beck.

Brednich, R. W., 1993: Das Huhn mit dem Gipsbein. Neuste sagenhafte Geschichten von heute. München: Beck.

Bundesminister für Forschung und Technologie (Hg.), 1987: AIDS - Eine Herausforderung für die Wissenschaft, 2. Bericht des Bundesministers für Forschung und Technologie. Bonn.

Bundesminister für Forschung und Technologie (Hg.), 1990: AIDS - eine Herausforderung an die Wissenschaft, 4. Bericht des Bundesministers für Forschung und Technologie. Bonn.

Bundeszentrale für gesundheitliche Aufklärung (Hg.), 1988: Boys und Girls. Was du über Aids wissen solltest. Köln.

Bundeszentrale für gesundheitliche Aufklärung (Hg.), 1990: Was jede/r über Aids wissen sollte. Köln.

Burger, R., 1987: Ein Wunder der Technik. Was von Prof. Segals Thesen zu halten ist. S. 36-43. In: Kruse, K. (Hg.): Aids - Erreger aus dem Genlabor? Die Diskussion um die rätselhafte Krankheit, die die Welt bedroht. Berlin: Simon & Leutner.

Clement, U., 1992: HIV-Positiv. Stuttgart: Enke.

Croner, F., 1962: Soziologie des Angestellten. Berlin.

Der Bundesminister für Gesundheit (Hg.), 1995: Daten des Gesundheitswesens. Ausgabe 1995. Baden-Baden: Nomos

Dethlefsen, T. und R. Dahlke, 1983: Krankheit als Weg. Deutung und Be-Deutung der Krankheitsbilder. München: Bertelsmann.

Deutsche Aids-Hilfe e.V., 1993: Alles Lüge? Argumente zur Aids-Kritik. Berlin.

Deutscher Bundestag (Hg.), 1990: Aids, Fakten und Konsequenzen. Endbericht der Enquete-Kommission des 11. Deutschen Bundestages. Bonn.

Dittrich, J. E., 1991: Das Weltbild des Rassismus. Frankfurt am Main: Cooperative-Verlag.

Dreizehnter, A., 1990: Der Aids-Widerstand formiert sich. S. 67-69. In: raum & zeit.

Duesberg, P. H., 1989: HIV und Aids: Korrelation aber nicht Ursache. S. 115-131. In: Aids-Forschung (AIFO), März 1989, Heft 3.

Dunde, S. R. (Hg.), 1987: Aids - Was eine Krankheit verändert. Frankfurt am Main: Fischer.

Dunde, S. R., 1989: AIDS und Moral. Über ein psychosoziales Problem. Frankfurt am Main: Fischer.

Evans, R. J., 1990: Tod in Hamburg. Stadt, Gesellschaft und Politik in den Cholera-Jahren 1830-1910. Reinbek: Rowohlt.

Forsa, 1889-1991: Aids im öffentlichen Bewußtsein der Bundesrepublik. Wiederholungsbefragung. Dortmund, BzgA Nr. 14.22, 14.32, 14.40.

Forsa, 1993: Aids im öffentlichen Bewußtsein der Bundesrepublik. Wiederholungsbefragung. Dortmund.

Forsa, 1994: Aids im öffentlichen Bewußtsein der Bundesrepublik. Wiederholungsbefragung. Dortmund.

Forsa, 1995: Aids im öffentlichen Bewußtsein der Bundesrepublik. Wiederholungsbefragung. Dortmund.

Forsa, 1996: Aids im öffentlichen Bewußtsein der Bundesrepublik. Wiederholungsbefragung. Dortmund.

Freund, S., 1941: Gesammelte Werke, Vierter Band, Zur Psychopathologie des Alltagslebens: Frankfurt am Main: Fischer.

Früh, W., 1989: Inhaltsanalyse. Theorie und Praxis. München: Ölschläger.

Gay Express, Nr. 1, 1993, 10. Jg. Hamburg: Jürgen Bieniek, Aids - Rebellen" - Wenn der schwule Lebensstil Aids erzeugt. S. 8-9.

Gehmacher, E., M. Machold und G. Lukawetz, 1987: Angst in der Wohlstandsgesellschaft: Tschernobyl, Glykol, Aids - als Beispiel eines sozialen Phänomens. S. 187-202. In: SWS-Rundschau, Nr. 2/1987, Wien.

Geisler, W., 1994: Aids - Herkunft, Verbreitung und Heilung. Köln: Bipawo.

Gerhards, J. und B. Schmidt, 1991: Was hindert Menschen daran, risikoarmes Sexualverhalten zu praktizieren? Abschlußbericht einer qualitativen Befragung im Auftrag der BzgA, Köln, 1991: Wissenschaftszentrum Berlin.

Gerhards, J. und B. Schmidt, 1992: Intime Kommunikation. Schriftenreihe des Bundesministeriums für Gesundheit. Band 11. Baden-Baden: Nomos.

Giesen, B., 1992: Die Soziologie und die Postmoderne. S. 21-36. In: H. Grabes: Wissenschaft und neues Weltbild. Band 6/7. Gießen: Ferber.

Guibert, H., 1991: Dem Freund, der mir das Leben nicht gerettet hat. Reinbeck: Rowohlt.

Häder, M., W. Kiekl und U. Hinterberger, 1991: Aids im Bewußtsein der Bevölkerung der DDR 1989/90. In: AZ Hefte 7/1991, Aids - Zentrum im Bundesgesundheitsamt. Berlin.

Hahn, A., 1991: Paradoxien in der Kommunikation über Aids. S. 607-618. In: H.- U. Gumbrecht und K.- L. Pfeiffer (Hg.): Paradoxien, Dissonanzen, Zusammenbrüche. Situationen offener Epistemologie. Frankfurt am Main: Suhrkamp.

Hahn, A., W. H. Eirmbter und R. Jacob, 1992: Aids. Risiko oder Gefahr? S. 400-421. In: Soziale Welt, 1992, Heft 4.

Hahn, A., W. H. Eirmbter und R. Jacob, 1993: Aids: Interpretationen und Reaktionen. In: C. Lange (Hg.): Aids- eine Forschungsbilanz. Berlin: Edition Sigma.

Hahn, A., W. H. Eirmbter und R. Jacob, 1996: Krankheitsvorstellungen in Deutschland. das Beispiel Aids. Opladen: Westdeutscher Verlag.

Halter, H. (Hg.), 1985: Todesseuche Aids. Reinbek: Rowohlt.

Harten, H.-C., 1977: Kognitive Sozialisation und politische Erkenntnis. Piagets Entwicklungspsychologie als Grundlage einer Theorie der politischen Bildung. Weinheim, Basel: Beltz.

Hartmann, H., 1988: Sozialreportagen und Gesellschaftsbild. S. 341-352. In: Soziale Welt, Sonderband 6, Kultur und Alltag. Göttingen.

Heider, U., 1984: Liebe und Tod. In: S. Hinz: Aids - Die Lust an der Seuche. Reinbek: Rowohlt.

Herrmann, C., W. Heckmann und A. Hessling (Hg.), 1990: Aids und die Sozialwissenschaften. Eine Projektdatenbank deutscher Forscher/innen. AZ-Hefte 2/1990. Berlin: Repro Courier.

Hinrichs, R., 1988: Der HIV-Bonus. In: Kursbuch, S. 51-65, 94/1988.

Holub, W. R. und C. E. Holub, 1990: Neue US-Sudie: Aids - der größte medizinische Irrtum. S. 1-6. In: raum & zeit.

Hondrich, K. O., 1988: Risikosteuerung durch Nichtwissen. S. 121-143. In: Burkel, E. (Hg.), 1988: Der Aids-Komplex. Frankfurt am Main, Berlin: Ullstein.

Kesselring, T., 1988: Jean Piaget. München: Beck.

Kiefl, W., 1991: Sozialwissenschaftliche Aids-Forschung: Anstöße für ein multimethodisches Paradigma. Regensburg: Roederer.

Kleinhammes, S. (Hg.), 1988: Rettet den Sex. Ein Manifest von Frauen für einen sexuellen Humanismus. Hamburg: Meiga.

Knop, D., 1989: Von Pest bis Aids. Die Infektionskrankheiten und ihre Geschichte. Teningen: Sommer.

Koch, F., 1992: Sexualerziehung und Aids. Hamburg: Bergmann & Helbig.

Koch, K., 1987: Aids. Eine traurige Chance? Freiburg: Kanisius.

Koch, M. G., 1989: Aids: Vom Molekül zur Pandemie. Ergänzter und korrigierter Nachdruck der 1. Auflage. Heidelberg: Spektrum der Wissenschaft.

Koch, V., 1989: Zu einer sozialen Ätiologie von Aids. Bremen: Universität Bremen.

Köneke, S., 1990: Aids in der Presse. Der schreibende Umgang mit dem Ungewissen. Hannover.

Kröhn, W. und A. Sydow-Kröhn, 1991: Der Latex Handgriff. In: Aktion Jugendschutz (Hg.). Eutin: Struve.

Kruse, K. (Hg.), 1987: Aids - Erreger aus dem Genlabor? Die Diskussion um die rätselhafte Krankheit, die die Welt bedroht. Berlin: Simon und Leutner.

Kurth, R., 1989: Verursacht HIV Aids? Eine aktualisierte Antwort auf Duesbergs Theorien. In: AIFO 10/1989.

Lem, S.: Operation Sex Wars. S. 178-183. In: Der Spiegel Nr. 44 vom 26.10.1992.

Leonhard, H.-W. und G. Glück, 1994: Was verursacht Aids? S. 40-49. In: Psychologie Heute, 5/1994.

Lepsius, M. R., 1962: Zum Wandel der Gesellschaftsbilder in der Gegenwart. S. 449-458. In: KZfSS 14.

Mangold, W., 1973: Das Gesellschaftsbild des Angestellten. S. 291-302. In: Gegenwartskunde. Zeitschrift für Gesellschaft, Wirtschaft, Politik und Bildung. Heft 3/1973.

Mann, J., 1990: Die Aids Revolution unseres Bewußtseins. Vortrag auf dem Welt Aids Kongreß 1990 in San Francisco. In: die tageszeitung vom 24.12.1990.

Mannheim, K., 1964: Das Problem der Generationen. S. 509-565. In: Mannheim, Karl: Wissenssoziologie. Neuwied.

Meier, R., 1990: Die große Aids-Lüge. S. 7-13. In: raum & zeit.

Meier-Dallach, H.-P., 1988: Teilbilder, Welt- und Selbstbild: Zur Theorie ihres Aufbaus und Prozesses. S. 3-18 In: Schweizerische Zeitschrift für Soziologie, Vol. 14, Nr. 1/1988.

Micksch, J. und R. Niemann (Hg.), 1988: Positiv oder negativ? Aids als Schicksal und Chance, Gütersloh: Mohn.

Neumann, J., 1991: Aids in der Presse. Die immer noch unheimliche Krankheit. In: D.A.H. Aktuell, 2/1991.

Piaget, J., 1978: Das Weltbild des Kindes. Stuttgart: dtv.

Pohrt, W., 1987: Die Kranken und die Grünen. S. 66-68. In: Konkret Nr. 4/1987.

Pollak, M., 1990: Aids-spezifische Vorstellungs- und Reaktionssystem in der Gesamtbevölkerung und in einer Hauptbetroffenengruppe. In: R. Rosenbrock und A. Salmen (Hg.). Aids-Prävention. S. 307-320. Berlin: Sigma.

Popitz, H., H. P. Bahrdt, A. E. Jüres und H. Kesting, 1957: Das Gesellschaftsbild des Arbeiters. Soziologische Untersuchung in der Hüttenindustrie. Tübingen: Siebeck.

Pschyrembel, 1990: Klinisches Wörterbuch, 256. Auflage. Berlin, New York: de Gruyter.

Rappoport, J., 1990: Fehldiagnose "Aids". Geschäfte mit einem medizinischen Irrtum. Südergellersen: Ehlers-Verlag

raum & zeit, 1990: special 4: Nepper, Schlepper, Bauernfänger: Aids - Die Krankheit, die es gar nicht gibt. Eine Dokumentation des Ehlers-Verlags.

Reiche, H., 1989: Aids im individuellen und kollektiven Unbewußten. In: Zeitschrift für Sexualforschung, Jg. 1, Heft 2, 7/1988. Stuttgart: Enke.

Reiter, J., 1987: Aids - Die Pest unserer Tage? S. 334-338. In: Soziale Welt, Nr. 36, Heft 9/1987.

Ritter, C., 1992: Auf der Flucht vor Aids. Sozialstruktur und Bewältigungsstrategien. S. 267-289. In: S. Hradil (Hg.), 1992: Zwischen Bewußtsein und Sein. Strukturanalyse 1. Opladen: Leske & Budrich.

Rosenbrock, R., 1988: HIV-Positivismus. Plädoyer für die Einhaltung der Kunstregeln. S. 21-42. In: Kursbuch 94/1988.

Rühmann, F., 1985: Aids. Eine Krankheit und ihre Folgen. Frankfurt am Main, New York: Campus.

Runkel, G., 1989: Liebe und Leid. S. 79-96. In: Journal für Sozialforschung, 28 Jg. Heft 1.

Schneider, I., 1992: Geschichten über Aids. Zum Verhältnis von Sage und Wirklichkeit. S. 1-27. In: Österreichische Zeitschrift für Volkskunde, Band XLVI/95. Wien.

Schneider, K., 1990a: Erster kritischer "Aids"- Kongress in der Planung. S. 70-72. In: raum & zeit.

Schneider, K., 1990b: Gefahren einer "Aids"- Diktatur. S. 81-83. In: raum & zeit.

Schnitzer, M. 1991: Die sogenannte "Aids-Phobie". München. Dissertation.

Schütz, A. und T. Luckmann, 1979: Strukturen der Lebenswelt. Frankfurt am Main: Suhrkamp.

Schwonke, M., 1966: Das Gesellschaftsbild des Lehrers. S. 73-85. In: Die Deutsche Schule, Heft 2/1966. Weinheim: Juventa.

Segal, J. und L. Segal, 1987: Aids - Natur und Ursprung. S. 79-127. In: K. Kruse (Hg.): Aids - Erreger aus dem Genlabor? Berlin: Simon und Leutner.

Segal, J., 1987: Gespräch mit Stefan Heym: Aids - man made in USA. S. 15-30. In: K. Kruse (Hg.): Aids - Erreger aus dem Genlabor? Berlin: Simon und Leutner.

Seyfarth, N., 1991: Schweine müssen nackt sein. München: dtv.

Sigusch, V., 1987: Aids als Risiko. Über den gesellschaftlichen Umgang mit einer Krankheit. Hamburg: Konkret Literatur Verlag.

Sontag, S., 1981: Krankheit als Metapher. Frankfurt am Main: Fischer.

Sontag, S., 1989: Aids und seine Metaphern. München: Hanser.

Streit, R., 1994: Individuelle Gesellschaftsbilder. Zürich: Seismo.

Verres, R., 1986: Krebs und Angst. Subjektive Theorien von Laien über Entstehung, Vorsorge, Früherkennung, Behandlung und die psychologischen Folgen von Krebserkrankungen. Berlin: Springer.

Zeitungsdokumente

Abendzeitung München vom 11.7.1983: Aids: Ein Impfstoff kann die tödliche Seuche auslösen.

Allgemeine Zeitung Mainz vom 19.10.1996: Natürlicher Schutz vor Aids im Erbgut.

Arbeiterkampf vom 17.10.1988: US-Aids-Forschung im Streit.

Arbeiterkampf vom 3.4.1989: Aids: Über die "Seuche".

Ärzte-Zeitung vom 14.1.1985: Stadt sperrt Hallenbad für Drogensüchtige.

Ärzte-Zeitung vom 9.4.1985: Professor Gallo: Impfstoff schon im nächsten Jahr.

Ärzte-Zeitung vom 4.11.1985: Mich laust der Affe ...

Ärzte-Zeitung vom 4.12.1985: Viele Gläubige trinken aus Einzelkelchen.

Ärzte-Zeitung vom 6.11.1986: USA: Die UdSSR betreibt gezielt Desinformation.

Ärzte-Zeitung vom 4.3.1987: Schwarze Hebamme unerwünscht.

Ärzte-Zeitung vom 23.4.1987: Herfelder Pfarrer verzichten auf Gemeinschaftskelche.

Ärzte-Zeitung vom 30.10.1987: Starb Robert R. schon Anno 1969 an Aids?

Ärzte-Zeitung vom 21.1.1988: Kaposi-Sarkom durch "Poppers" induziert?

Ärzte-Zeitung vom 14.3.1988: Aids-Anstieg ungebremst (Graphik).

Ärzte-Zeitung vom 25.3.1988: Die Aids-Angst greift unter Gesunden um sich.

Ärzte-Zeitung vom 6.4.1988: Händeschütteln ist wegen Aids zu gefährlich.

Ärzte-Zeitung vom 2.5.1988: Gottes Strafen - Ausdruck seines tiefsten Heilswillens.

Ärzte-Zeitung vom 25.1.1989: Der Sexologe Wille befürchtet nach wie vor eine Apokalypse.

Ärzte-Zeitung vom 26.4.1989: Auch Aids rechtfertigt keinen totalen medizinischen Krieg.

Ärzte-Zeitung vom 10.5.1989: Aids-Phobie: Angstkranke hetzen von einem Test zum nächsten.

Ärzte-Zeitung vom 16.10.1989: Risiko eines Verkehrsunfalls ist um ein Vielfaches höher.

Ärzte-Zeitung vom 9.7.1990: HIV-Infektion hat es bereits in den fünfziger Jahren gegeben.

Ärzte-Zeitung vom 7.4.1992: Immunsystem gestreßter Aids-Patienten reagiert sehr unterschiedlich.

Ärzte-Zeitung vom 16.4.1992: Rauchen scheint eine HIV-Infektion zu begünstigen.

Ärzte-Zeitung vom 27.7.1992: Ohne neue Strategien wird es bald über 100 Millionen HIV-Infizierte geben.

Ärzte-Zeitung, Supplement Nr. 2 vom Juni 1993: Zwölf Jahre HIV-infiziert - trotzdem symptomlos.

Ärzte-Zeitung vom 8.10.1993: Pille für den Mann wirkt gegen HIV.

Ärzte-Zeitung vom 1.2.1994: Zeitung: HIV war schon im alten Ägypten bekannt.

Ärzte-Zeitung vom 28.4.1994: Die HIV-Story.

Ärzte-Zeitung vom 22.8.1994: Jeder vierte Infizierte könnte 20 Jahre ohne Aids leben.

Ärzte-Zeitung vom 31.8.1994: Immuntherapie gegen HIV-Infektion mit Erfolg getestet.

Ärzte-Zeitung vom 11.1.1995: Sextouristen verzichten immer häufiger auf Kondome.

Ärzte-Zeitung vom 7.12.1995: Interleukin 16 hemmt komplett HIV-Vermehrung.

AZ Andere Zeitung, Nr. 12/1992: Aids-Forscher im Glaubenskrieg. S.35.

Badische Neuste Nachrichten vom 28.10.1983: Aids durch Pilz verursacht?

Bayernkurier vom 24.10.1992: Wissen als Waffe.

Berliner Zeitung vom 25.1.1997: Aids vielleicht schon im alten Ägypten.

Berliner Zeitung vom 3.12.1997: Hinweise auf natürlichen Schutz vor HIV.

Bild/Berlin vom 12.12.1981: Neue Krankheit unter Homosexuellen: Schon 74 tot.

Bild/Hamburg vom 19.10.1984: Aids: Die 1. deutschen Frauen tot. Schon beim Kuß kann's passieren.

Bild/Hamburg vom 14.11.1984: Aids-Kranker im Bus - Angst in Hamburg.

Bild/Hamburg vom 6.1.1985: Aids beim Friseur?

Bild/Hamburg vom 16.10.1985: Hamburg: Aids durch feuchte Aussprache?

Bild/Hamburg vom 18.7.1986: Die Aids-Katastrophe. Bis zu 2000 Fälle täglich.

Bild/Hamburg vom 29.11.1986: Deutscher Augen-Arzt warnt: Aids durch Tränen?

Bild/Stuttgart vom 28.2.1987: Aids. Polizei sucht 1000 Männer. Wer liebte diese Frau?

Bild/Hamburg vom 26.9.1987: Jetzt enthüllt! Ein Steward hat uns Aids gebracht.

Darmstädter Echo vom 27.7.1983: Medikamente gegen Aids sind da.

Der Spiegel vom Nr. 35 vom 26.8.1985, S. 164-171: Es geht an die Wurzeln der Sexualität.

Der Spiegel Nr. 46 vom 10.11.1986, S. 97: Eltern gesucht.

Der Spiegel Nr. 7 vom 12.1.1987, S. 30-32: Unsere Kinder sind im höchsten Maß bedroht.

Der Spiegel Nr. 5 vom 26.1.1987, S. 177-179: Groteske Täuschung.

Der Spiegel Nr. 27 vom 29.5.1987, S. 66-69: Fataler Irrweg.

Der Spiegel Nr. 47 vom 16.11.1987, S. 240-245: Das Virus muß nur noch fliegen lernen.

Der Spiegel Nr. 9 vom 29.2.1988, S. 120-131: Was haben wir uns nur angetan? Aids - die Entstehungsgeschichte einer Katastrophe, Spiegel-Serie in 4 Folgen.

Der Spiegel Nr. 10 vom 7.3.1988, S. 145-161: Was haben wir uns nur angetan? Aids - die Entstehungsgeschichte einer Katastrophe, Spiegel-Serie in 4 Folgen.

Der Spiegel Nr. 11 vom 14.3.1988, S. 204-216: Was haben wir uns nur angetan? Aids - die Entstehungsgeschichte einer Katastrophe, Spiegel-Serie in 4 Folgen.

Der Spiegel Nr. 12 vom 21.3.1988, S. 154-167: Was haben wir uns nur angetan? Aids - die Entstehungsgeschichte einer Katastrophe, Spiegel-Serie in 4 Folgen.

Der Spiegel Nr. 5 vom 30.1.1989, S. 195-196: Altes Leiden.

Der Spiegel Nr. 2 vom 8.1.1990, S. 163: Folie als Feigenblatt.

Der Spiegel, Nr. 40 vom 1.10.1990, S. 112-119: Der Verwirrung von Zahlen und Fakten folgt die Flucht in die Verdrängung, die Ausgrenzung, die Irrationalität.

Der Spiegel Nr. 2 vom 7.1.1991, S. 128-130: Nase abgeschossen.

Der Spiegel Nr. 49 vom 2.12.1991, S. 228: Ahnen gesucht.

Der Spiegel Nr. 21 vom 18.5.1992, S. 306-309: Wir haben den Krieg verloren.

Der Spiegel Nr. 22 vom 25.5.1992, S. 240-241: Gefährlicher Freispruch.

Der Spiegel Nr. 40 vom 28.9.1992, S. 100: Viele Pforten für das Virus.

Der Spiegel Nr. 23 vom 7.6.1993, S. 208: Gesicht des Virus wiedererkannt.

Der Spiegel Nr. 36 vom 6.9.1993, S. 240-242: Blut vom Drogen-Kiez.

Der Spiegel vom Nr. 5 vom 31.1.1994, S. 183: HIV-Risiko für Thailand-Touristen.

Der Spiegel Nr. 21 vom 23.5.1994, S. 237: Klaffende Lücken.

Der Spiegel Nr. 45 vom 7.11.1994, S. 229: Filtern und zensieren.

Der Spiegel Nr. 50 vom 11.12.1995, S. 206-217: Jetzt öffnen sich die Tore.

Der Spiegel Nr. 6 vom 5.2.1996, S. 163-164: Rätselhafter Sieg.

Der Spiegel Nr. 2 vom 6.1.1997, S. 118-124: Sieg über die Seuche?

Deutsches Allgemeines Sonntagsblatt vom 26.1.1990: Provokateur aus dem eigenen Lager.

Die Neue Ärztliche vom 24.2.1987: Frankfurter Virologe: Aus Dorfkrankheit wurde Weltkrankheit.

Die Neue Ärztliche vom 9.7.1990: HIV-Infektion schon 1959 in Manchester.

die tageszeitung vom 29.10.1983: Aids möglicherweise durch Pilze verursacht.

die tageszeitung vom 20.11.1984: Eine Krankheit schafft Verwirrung. Die Aids-Agens-Story.

die tageszeitung vom 25.9.1985: Aids bei Überlebenden eines Atomkrieges. Schwäche im Immunsystem.

die tageszeitung vom 25.9.1985: Schwäche im Immunsystem.

die tageszeitung vom 2.2.1988: Aids hat auch sein Gutes.

die tageszeitung vom 29.7.1988: Aids und Kirche: Jesus würde sich im Grabe umdrehen.

die tageszeitung vom 26.1.1989: Hermann hat Angst.

die tageszeitung vom 26.4.1989: Aids und die Apokalypse from now on.

die tageszeitung vom 28.11.1990: Ist das HIV-Virus möglicherweise schon über 150 Jahre lang im Menschen?

die tageszeitung vom 24.12.1990: Die Aids-Revolution unseres Bewußtseins. Von Jonathan Mann.

die tageszeitung vom 7.1.1991: Afrikas Armeen - Wegbereiter von Aids.

die tageszeitung vom 7.1.1991: No more fucking, you understand?

die tageszeitung vom 26.11.1991: An Aids gestorben Prominente erleichtern die Diskussion.

die tageszeitung vom 29.11.1991: Aids 1991 - kein Anlaß zur Hoffnung?

die tageszeitung vom 21.1.1992: HIV-Positiver wieder gesund.

die tageszeitung vom 27.3.1992: Grüne Affen.

die tageszeitung vom 22.5.1992: Schuld an allem sind nur die Drogen.

die tageszeitung vom 18.8.1992: Der Primas und die Seuche.

die tageszeitung vom 28.11.1992: Gegenöffentlichkeit?

die tageszeitung vom 15.8.1994: Schwere Rückschläge für Impfstoff-Forscher. Erste Experimente mit HIV-Impfstoff fehlgeschlagen. Aids-Forscher sind ratlos.

die tageszeitung vom 25.3.1995: US-Team: Erster Aids-Toter hatte kein Aids.

die tageszeitung vom 12.5.1995: Nein - wir werden Aids nicht besiegen. Interview mit Meinrad Koch von Manfred Kriener.

die tageszeitung vom 13.9.1995: Irische Verkündigung.

die tageszeitung vom 19.9.1995: Tod unter dem Kirchturm.

die tageszeitung vom 28.6.1996: Eine kleine HIV-Mythenkunde.

die tageszeitung vom 2.9.1996: Das sündhaft teure Virus.

die tageszeitung vom 2.9.1996: Was, wenn wir jetzt doch nicht sterben?

die tageszeitung vom 27.1.1997: Neger lügen gerne.

die tageszeitung vom 1.12.1997: Wenn das Kondom platzt, hilft nur die Pille danach.

Die Welt vom 23.6.1987: Ansteckungsgefahr außerhalb von Risikogruppen gering.

Die Welt vom 11.2.1988: Aids-Aufklärung vom Medizinmann.

Die Welt vom 31.12.1997: Selbstversuch mit Todesvirus.

Die Woche vom 1.12.1995: Sieg ohne Krieg.

Die Zeit vom 28.2.1986: Tödliches Puzzle am Äquator.

Die Zeit vom 1.5.1987: Die große Verfolgung.

Die Zeit vom 3.7.1987: Eine schwer übertragbare Krankheit.

Die Zeit vom 20.11.1987: Der Wahn, infiziert zu sein.

Die Zeit vom 17.2.1989: Gegen die Angst.

Die Zeit vom 4.9.1995: Story vom Isnix-Virus.

Dresdner Neuste Nachrichten vom 6.11.1997: Schleppten deutsche Kolonisten aus Afrika Aids-Vorläufer ein?

Focus Nr. 13 vom 27.3.1995: Gegen Wände laufen.

Focus Nr. 48 vom 27.11.1995: Tödliches Souvenir.

Focus Nr. 33 vom 11.8.1996: Jeder hundertste ist immun.

Frankfurter Allgemeine Zeitung vom 10.11.1986: Aids eine biologische Waffe Amerikas.

Frankfurter Allgemeine Zeitung vom 3.2.1987: Aids kam aus Europa nach Afrika.

Frankfurter Allgemeine Zeitung vom 30.10.1987: Vermutlich war Robert R. das erste Aids-Opfer.

Frankfurter Allgemeine Zeitung vom 20.11.1987: Anfänge und Ausbreitung der Seuche.

Frankfurter Allgemeine Zeitung vom 4.7.1990: Rauchen fördert Ausbruch von Aids.

Frankfurter Allgemeine Zeitung vom 4.7.1990: Unklarer Stammbaum der HI-Viren.

Frankfurter Allgemeine Zeitung vom 19.2.1993: Forscher: Gleichzeitiger Einsatz dreier Mittel stoppt Aidsvirus.

Frankfurter Allgemeine Zeitung vom 15.10.1993: Nimsch beschuldigt Lieferfirma.

Frankfurter Allgemeine Zeitung vom 11.5.1994: Mordwaffe Virus.

Frankfurter Allgemeine Zeitung vom 30.9.1994: Räuber droht: Ich habe Aids und beiße.

Frankfurter Allgemeine Zeitung vom 8.3.1995: Aidserreger in neuem Kleid.

Frankfurter Allgemeine Zeitung vom 30.6.1995: Erster Aidsfall wahrscheinlich Irrtum.

Frankfurter Allgemeine Sonntagszeitung vom 17.12.1995: Hochwirksame Aids-Mittel bald auf dem Markt.

Frankfurter Allgemeine Zeitung vom 23.1.1996: Instant-Abendmahl im Hygienepack.

Frankfurter Allgemeine Zeitung vom 26.11.1997: Tödlicher Aids-Impfstoff.

Frankfurter Neue Presse vom 23.9.1987: Ein Mediziner schlägt Alarm - lauert beim Friseur das Aids-Virus?

Frankfurter Neue Presse vom 21.2.1989: Aids - ein Irrtum der Medizin.

Frankfurter Rundschau (Abendpost Nachtausgabe) vom 28.2.1982: Tödliche Gefahr für Schwule.

Frankfurter Rundschau (Abendpost Nachtausgabe) vom 19.3.1982: Todesbakterien.

Frankfurter Rundschau (Abendpost Nachtausgabe) vom 19.9.1983: Nach Liebesabenteuer: Nonne starb an Aids!

Frankfurter Rundschau vom 22.12.1984: Kann Aids-Virus gestoppt werden?

Frankfurter Rundschau vom 17.9.1985: Wird Aids die nächste Zivilisationskrankheit?

Frankfurter Rundschau vom 4.12.1985: Beim Abendmahl nur noch Einzelkelche.

Frankfurter Rundschau vom 22.4.1987: Erzbischof predigt gegen Aufklärungskampagne.

Frankfurter Rundschau vom 5.2.1988: Das Aids-Virus als Krimi-Held.

Frankfurter Rundschau vom 3.3.1988: Mehr Eingebildete als Kranke.

Frankfurter Rundschau am Abend vom 13.6.1988: DDR-Forscher: Aids stammt aus US-Biowaffen-Forschung.

Frankfurter Rundschau vom 13.8.1988: Bei Aids bestehen bisher nur geringe Aussichten auf einen wirksamen Impfschutz.

Frankfurter Rundschau vom 6.5.1989: Aids-Angst ist stärker als Aids-Infektion.

Frankfurter Rundschau vom 13.9.1990: Ist der Aids-Erreger HIV ganz harmlos?

Frankfurter Rundschau vom 29.1.1991: Aids-Virus vermutlich schon 900 Jahre alt.

Frankfurter Rundschau vom 8.5.1991: Aids-Heilung unwahrscheinlich.

Frankfurter Rundschau vom 1.10.1991: Besteht zwischen einer HIV-Infektion und Aids kein kausaler Zusammenhang?

Frankfurter Rundschau vom 10.2.1992: Aids-Virus weiter verbreitet als angenommen.

Frankfurter Rundschau vom 6.4.1993: Anklage: Aids-Kranker wollte Polizisten infizieren.

Frankfurter Rundschau vom 5.6.1993: Auch die zweite Variante des Aids-Virus ist schon auf Weltreise.

Frankfurter Rundschau vom 11.6.1993: Die Einsamkeit der Langstreckenläufer unter den HIV-Infizierten.

Frankfurter Rundschau vom 11.10.1993: Ein Restrisiko bleibt trotz des Tests.

Frankfurter Rundschau vom 20.8.1994: Impfstoff gegen das HI-Virus ist nicht in Sicht.

Frankfurter Rundschau vom 8.11.1994: Aidsinfizierter suchte Opfer.

Frankfurter Rundschau vom 9.1.1995: 7522 Aids-Tote in Deutschland.

Frankfurter Rundschau vom 12.1.1995: Sex-Touristen zehn Prozent der HIV-Neuinfektion zugeschrieben.

Frankfurter Rundschau vom 13.9.1995: Irin verbreitet mit Absicht Aids.

Frankfurter Rundschau vom 1.11.1995: Bald wirksame Aids-Therapie möglich.

Frankfurter Rundschau vom 2.10.1996: Im Angesicht von Aids - Geständnisse, Polemik.

Geo-Wissen. Risiko, Nr. 1 1992, Seite 24 - 28.

Hamburger Abendblatt vom 2.7.1983: Ist der Spuk in einem Jahr vorbei?

Hamburger Abendblatt vom 19.8.1986: Aids auch durch Ungeziefer.

Hamburger Abendblatt vom 9.5.1988: Aids: Gefahr doch nicht so groß!

Hamburger Abendblatt vom 29.7.1996: Die Gefahr ist kontrollierbar.

Hamburger Abendblatt vom 3.8.1996: Die Krankheit hat mir mehr gegeben als genommen.

Hamburger Abendblatt vom 2.12.1996: Immun gegen Aids.

Hamburger Morgenpost vom 27.10.1985: Aids-Viren fliegen auch in der Luft.

Hamburger Morgenpost vom 14.12.1987: Werden wir über Aids belogen? Fortsetzung Seite 15: Bald hat jeder zweite Aids.

Hamburger Rundschau vom 19.3.1992: Der Mensch, der Affe und Aids.

Holsteinischer Courier vom 5.8.1983: Aids-Fälle verdoppeln sich in sechs Monaten.

Junge Welt vom 26.11.1994: Schon wieder eine Wunderdroge gegen Aids?

Kölnische Rundschau vom 10.5.1983: Rätselhafte Viruskrankheit hat jetzt auch Köln erreicht.

Kölnische Rundschau vom 28.3.1984: Kommt Aids aus Zentralafrika?

Mainzer Rheinzeitung vom 13.1.1997: Aids-Experte: Selbst todkranke Patienten blühen wieder auf.

Medical Tribune vom 5.12.1986: Deutschland bald ein Siechenhaus?

Münchener Merkur vom 16.7.1983: Erste Erfolge im Kampf gegen Aids.

Neue Zürcher Zeitung vom 26.8.1987: Herkunft von Aids geklärt?

Neue Zürcher Zeitung vom 5.11.1987: Sowjetische Desinformation am Beispiel von Aids.

Nordwest-Zeitung vom 11.8.1982: Unheimliche Krankheit beunruhigt US-Ärzte.

Passauer Nachrichten vom 10.5.1983: Epidemie durch neue Seuche befürchtet.

Profil vom 9.5.1994: Die Aids-Ketzer.

Psychologie Heute, Nr. 5/1994. Was verursacht Aids? S. 40-49.

Psychologie Heute, Nr. 6/1994. Wer gesund ist, kann nicht an Aids erkranken. S. 12-13.

Rhein-Zeitung vom 31.10.1997: Aids-Forscher wieder optimistisch.

Rheinischer Merkur vom 17.8.1985: Aids: Eine Weltgefahr.

Ruhr-Nachrichten vom 13.3.1992: Kliniken Bayerns schlagen Alarm.

Sonntagsblatt vom 6.1.1995: Aktion Kamikaze.

Stern vom 11.4.1996: Der Mann, der gegen Aids immun ist.

Süddeutsche Zeitung vom 22.6.1983: Aids - spätes Erbe der Sklaverei?

Süddeutsche Zeitung vom 19.9.1983: Eine Ursprungsspur von Aids in Haiti.

Süddeutsche Zeitung vom 31.8.1987: Aus Angst vor Aids: Kein Zähneputzen im Kindergarten.

Süddeutsche Zeitung vom 16.11.1987: Aids-Phobie - die neue Krankheit.

Süddeutsche Zeitung vom 29.8.1988: Unerklärliches an der Aids-Geschichte.

Süddeutsche Zeitung vom 4.1.1990: Streit um die Herkunft von Aids.

Süddeutsche Zeitung vom 7.4.1990: Das "Tschernobyl-Aids" greift um sich.

Süddeutsche Zeitung vom 16.7.1992: So richtig Pech haben immer nur die anderen.

Süddeutsche Zeitung vom 12.2.1993: Das Krankheitsbild hat sich wie ein Chamäleon verändert.

Süddeutsche Zeitung vom 1.4.1993: Aids kommt nicht von Drogen.

Süddeutsche Zeitung vom 6.4.1993: Anstieg bei Aids-Infektionen geringer als befürchtet.

Süddeutsche Zeitung vom 7.6.1993: Die Aids-Forscher sind unsicherer denn je.

Süddeutsche Zeitung vom 9.6.1993: Kein Aids-Impfstoff bis zum Jahr 2000.

Süddeutsche Zeitung vom 4.8.1994: Wunderheiler empfehlen Safer Sex.

Süddeutsche Zeitung vom 1.9.1995: Aidskranker Bub infiziert vorsätzlich 15 Mädchen.

Süddeutsche Zeitung vom 13.9.1995: Ich wollte es den Männern heimzahlen.

Süddeutsche Zeitung vom 14.9.1995: Kleinstadt zwischen Entsetzen und Unglauben.

Süddeutsche Zeitung vom 13.10.1995: Räuber gibt sich als Aids-Kranker zu erkennen.

Süddeutsche Zeitung vom 9.11.1995: Weiteres Aids-Mittel kurz vor der Zulassung.

Süddeutsche Zeitung vom 1.12.1995: Aids-Virus weiter unbesiegt.

Süddeutsche Zeitung vom 28.12.1995: Vielleicht gibt es auch harmlose Aidsviren.

Süddeutsche Zeitung vom 27.1.1996: HIV-positiv - und doch gesund.

Süddeutsche Zeitung vom 8.2.1996: Einzelne Kinder überwinden das Virus.

Süddeutsche Zeitung vom 16.2.1996: Medizinmänner als Helfer im Kampf gegen Aids.

Tagesspiegel vom 16.11.1989: Vatikan lehnt Kondomgebrauch auch bei Aids-krankem Ehepartner ab.

Tagesspiegel vom 7.4.1990: Neue Studie zur Aids-Ausbreitung.

Tagesspiegel vom 15.9.1991: Begründete Hoffnung auf einen Aids-Impfstoff.

Tagesspiegel vom 29.11.1991: Aids-Erkrankungen könnten sich bis zum Jahr 2000 verzehnfachen.

Tagesspiegel vom 12.12.1991: Montagnier rechnet mit Aids-Impfstoff in fünf Jahren.

Tagesspiegel vom 20.8.1992: Es gibt kein Aids.

Tagesspiegel vom 8.11.1994: Aidsinfizierter suchte Opfer per Inserat.

Tagesspiegel vom 1.12.1994: Mehr als eine normale Krankheit.

Tagesspiegel vom 1.12.1995: Tödliche Evolution im Zeitraffer.

Tagesspiegel vom 30.12.1995: Contergan soll im Kampf gegen Aids helfen.

Welt am Sonntag vom 14.1.1996: Ich habe Aids, ich steck' Euch alle an.

Welt am Sonntag vom 14.12.1997: Sofort-Therapie tötet Aidsviren.

Westdeutsche Allgemeine Zeitung vom 2.5.1984: Aids ist schon halb besiegt.

Westdeutsche Allgemeine Zeitung vom 22.4.1996: Präsident gibt Weißen Schuld.

Westfalenpost vom 22.2.1989: Aids - ein Irrtum?

Wetzlarer Neue Zeitung vom 21.2.1989: Aids ist der größte medizinische Irrtum der jüngeren Geschichte.

Wiesbadener Kurier vom 21.2.1989: Ist Aids der größte medizinische Irrtum?